护理工作标准化建设实践

季 红 主编

山东大学出版社

SHANDONG UNIVERSITY PRESS

·济南·

图书在版编目(CIP)数据

护理工作标准化建设实践/季红主编.—济南:山
东大学出版社,2024.6

ISBN 978-7-5607-7830-3

Ⅰ.①护… Ⅱ.①季… Ⅲ.①护理学 Ⅳ.①R47

中国国家版本馆 CIP 数据核字(2023)第 070376 号

策划编辑　徐　翔
责任编辑　毕玉璇
封面设计　王秋忆

护理工作标准化建设实践

HULI GONGZUO BIAOZHUNHUA JIANSHE SHIJIAN

出版发行	山东大学出版社
社　　址	山东省济南市山大南路 20 号
邮政编码	250100
发行热线	(0531)88363008
经　　销	新华书店
印　　刷	山东和平商务有限公司
规　　格	720 毫米×1000 毫米　1/16
	15.25 印张　270 千字
版　　次	2024 年 6 月第 1 版
印　　次	2024 年 6 月第 1 次印刷
定　　价	75.00 元

《护理工作标准化建设实践》
编委会

主　编　季　红　山东第一医科大学第一附属医院（山东省千佛山医院）

副主编　（按姓氏笔画排序）

孙桂霞　青岛大学附属医院

李　伟　济宁医学院附属医院

李国永　山东省卫生健康委员会医疗管理服务中心

杨　莎　山东第一医科大学第一附属医院（山东省千佛山医院）

宋红霞　山东第一医科大学第一附属医院（山东省千佛山医院）

张秀芳　淄博市中心医院

徐相婷　滨州市中心医院

廉秀花　山东第一医科大学第一附属医院（山东省千佛山医院）

编　委　（按姓氏笔画排序）

王　其	王　静	王业青	王丽丽	王君霞	王艳宏	王淑娴
亓卫东	邓传耀	田　敏	田庆秀	刘　姝	刘　盎	刘　菲
刘立霞	江淑敏	阮　真	孙　晨	孙媛媛	李　娜	李　敏
李　慧	杨金苹	吴育红	张　欣	张　炎	张　婷	张文婷
张双双	张明明	陈　敏	武翠萍	明　蕾	罗　云	周凤娟
周秀花	庞秋萍	孟丽红	赵亦欣	赵军燕	胡春颖	查子慧
姜　松	贾龙强	钱俊英	徐　雁	徐曰东	徐冬梅	凌　玥
高　羽	郭跃华	黄琳琳	曹丹凤	盛春红	彭　燕	韩　梅
程　友	程彦伶	谢　燕	褚梁梁	薛秀娟		

以上编委都来自山东第一医科大学第一附属医院（山东省千佛山医院）

序

  护理标准是将标准应用于护理领域并对其进行衡量的准则与规范,是护理领域中用于评价护理工作和护理质量等的重要指标。创建适合现代医学模式的护理标准化体系,是医院治理体系和治理能力现代化的重要基础,是提高护理技术与服务水平,推进护理内涵建设,为患者提供高质量护理,满足患者需求的基本保证。

  山东第一医科大学第一附属医院(山东省千佛山医院)在省内多次作为首批首家医院按照新标准顺利通过三级甲等复审,连续多年在山东省公立医院绩效考核中位列 A＋等级,并始终以等级医院评审标准为准绳,以质量、安全为核心,不断提升医院标准化建设质量与内涵。我院临床护理专业作为国家级重点专科,始终坚持以《国家标准化发展纲要》为指引,紧紧围绕"质量、服务、品牌"建设活动,通过解读医院标准化评审内容,将提高护理管理水平和临床护理质量作为突破口,在护理品牌建设、专科人才培养、急危重症体系建设、提升优质护理服务、延伸拓展辐射服务上下功夫,把优质护理服务融入标准化建设工作中,应用作业程序标准化、精益管理流程化、循证思想渗透化等理念,逐步实现护理岗位、护理培训的统一化、标准化,以务实举措全面加强护理标准化建设,将标准根植于常态运行中。

  新时代赋予新使命,新征程谱写新篇章。本书本着"共享共进"的编写态度,联合山东省医院管理中心和省内多家医院,将医院护理工作标准化建设内容给予呈现。希望广大护理人员以人民健康为中心,以群众需求为导向,以高质量发展为主题,以改革创新为动力,不断完善、丰富、优化护理标准体系，提升护理管理水平，丰富护理服务内涵与外延，持续推动护理高质量发展，为推进健康中国行动，推动卫生与健康事业发展作出更大的贡献！

李红

2024 年 5 月

前　言

习近平曾说,标准是人类文明进步的成果。伴随着全球医疗卫生事业的发展,标准化在促进医疗卫生科技进步中的作用日益凸显。护理工作是整个医疗卫生工作的重要组成部分,护理质量直接影响医疗质量,关系到患者的医疗安全、治疗效果和身体康复。标准已成为"通用语言",标准化工作对于规范护理行为、促进护理事业协同发展具有至关重要的作用。

本书以理论性与实践性相贯通为原则,参照国家等级医院评审标准和护理相关法律法规、规章制度、工作规范等,汇总编制了涵盖患者安全、护理业务、护理技术、护理管理、护理岗位五个方面的标准化工作实践内容。包含患者身份识别等安全风险管理、常规护理业务和技术工作、病区人员和环境等管理、护理岗位等内容和流程的标准化,并制定对应的考核指标。旨在为进一步构建适合现代医学模式的护理标准化体系提供基础,使护理工作有章可循、有据可依,不断规范护士行为,有效防范职业风险,提高护理队伍整体素质,进而提高优质护理服务质量,提升患者满意度,持续推进护理事业健康发展。

山东第一医科大学第一附属医院作为山东省研究型医院协会医院标准化建设专委会的主委单位,一直致力于医院标准化建设工作的推进。护理学科于2013年获批国家级重点专科建设项目,医院于2021年成为山东省护理学会理事长单位,在护理专科发展和护理学科建设上获得长足发展。近年来,医院发展迅速,于2021年在山东省内率先使用新版国家等级医院评审标准顺利通过三甲医院复审,为医疗护理工作的标准化建设打下坚实的基础。本书编委历经数次三甲复审,有着丰富临床护理经验和管理实践经验,且大多为研究生及以上学历,编者在医院标准化建设和护理标准化建设方面具有独到见解,且具有多年的临床工作经验,促成了本书的高质量完成。

本书内容简洁易懂、重点突出,具有较强的实用性和操作性,既适用于护理专业学生教学,也可为临床护理质量管理提供参考,为临床护理实践提供指南。但因本书编写时间紧、任务量大,书中难免存在错误与疏漏之处,恳请同行读者反馈和批评,并提出宝贵意见。

作为首册付梓的研究型医院标准化建设丛书,本书的出版离不开山东省研究型医院协会、山东省研究型医院协会医院标准化建设专委会的大力支持,也离不开山东第一医科大学第一附属医院各级领导的大力支持,在此,我们想表达衷心的感谢!

全体编者

2024 年 5 月

目 录

第三篇　护理技术标准化

第四篇　护理管理标准化

第五篇　护理岗位标准化

第一篇
患者安全标准化

　　保障患者安全永远是医院的首要任务,标准化、流程化建设是确保患者安全的最重要因素。护士工作在临床第一线,是与患者接触最密切的人群,优质的护理服务是患者安全最重要的保障。护理工作与医院各部门密切相关,是全院工作的重要组成部分。护理人员树立安全的理念,用标准化工作保证患者安全,用完善的监督机制促进标准化,为使用标准化管理给患者营造安全的就医环境提供了可能。建立客观的、操作性强的标准并不断更新,建立患者安全与质量持续改进体系,并根据实际工作,依照国际指南对这些标准进行更新,形成医院的标准化建设和科学化管理,可有效保证患者安全。因此,我们根据临床工作实际情况,结合临床指南,撰写了患者安全标准化内容,以期不断完善护理人员的工作,并持续改进,以更优质、高效、经济、适用的管理模式服务于广大人民群众,确保患者安全。

第一章　患者身份识别

一、标准化内容

（1）严格执行查对制度：对患者进行标本采集、给药、输血或血制品、发放特殊饮食及开展诊疗活动前，至少同时使用两种患者身份查对方法，包括查对患者姓名、住院号（门急诊号）、身份证号（或其他身份标识号）及电子身份认证设备（如腕带二维码）等。

（2）凭借"姓名和门诊就诊卡号"或"姓名和社会保障卡号"或"姓名和门诊病历号"确认门诊患者身份。对于门诊无名氏，可采用其他方式标记其身份（如"就诊日期随机序列号＋性别"等），并通过两种及两种以上方式由双人查对确认。

（3）对于住院患者，可采用"姓名和住院号"等确认其身份；对于住院无名氏，可采用"住院号＋性别"等识别其身份，由两名医务人员确认。

（4）采用"反问式"姓名核对。能有效沟通的患者自己陈述姓名；对新生儿及意识不清、语言交流障碍、镇静期间等无法陈述自己姓名的患者，由陪同人员陈述患者姓名。查对时应进行开放式提问，如"您叫什么名字"，请患者或陪同人员陈述患者的名字；不可行诱导式提问，如"您是某某吗"来确认患者姓名。使用电子设备识别患者身份时，仍须进行口语化查对。

（5）患者转科交接时严格执行身份识别，尤其是急诊、病房、手术室、介入室、重症监护室（intensive care unit，ICU）、产房、新生儿室之间的交接。

（6）腕带信息清晰、完整、准确，松紧适度，腕带佩戴顺序为左腕、右腕、左踝、右踝。

二、标准化流程(见图 1-1-1)

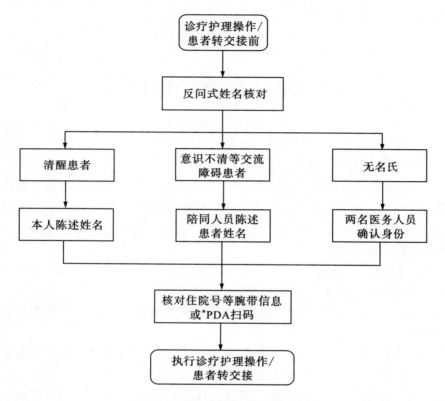

图 1-1-1　患者身份识别标准化流程

注: * PDA 指个人数字助理(personal digital assistant),又称掌上电脑。

三、考核指标(见表 1-1-1)

表 1-1-1　患者身份识别标准化考核指标

考核指标	目标值	计算公式	责任部门	考核频次
身份识别规范执行率	100%	单位时间内检查符合要求项目数或分数/同一时间内检查的总项目数或分数×100%	护理部/病区	季度/月度
住院患者腕带佩戴率	100%	佩戴腕带患者数/同期住院患者总数×100%	护理部/病区	季度/月度

第二章 查 对

一、标准化内容

医院查对应该包括患者身份识别、临床诊疗行为、设备设施运行和医疗环境安全等相关方面。

1.医嘱查对

(1)医生下达医嘱后,护士应及时审核处理。护士若有疑问,必须向下达医嘱的医师确认。

(2)校对医嘱后,护士及时查对并打印各种执行单,必须由两名护士查对(或由双人双 PDA 扫码核对)无误后方可执行。

(3)口头医嘱仅在抢救、手术情况下使用,医生下达口头医嘱后护士需复述一遍,由医生确认无误后执行,并保留用过的空安瓿,经两人核对后方可废弃。抢救结束后,于 6 小时内补录医嘱,执行者签全名及执行时间,执行时间为抢救当时的时间。

(4)交班者与接班者共同核对每班医嘱执行情况。

2.服药、注射、处置查对

(1)服药、注射、处置操作前应正确识别患者身份,严格执行"三查十对"。三查指操作前查、操作中查、操作后查,十对指对床号、姓名、住院号、药名、剂量、用药时间、用法、浓度、有效期、过敏史。

(2)给药前要检查药品外观、标签和批号,注意有无变质、瓶口松动、裂缝,不得使用不符合要求的药品。同时使用多种药物时,要注意配伍禁忌。对于水剂、片剂,应注意有无变质。

(3)发放和使用药品前实行双人核对,若只有一人,采用单人双次复核查对并两次签名的形式。

(4)若使用易导致过敏药物,给药前应询问患者有无过敏史。

(5)发药、注射时,患者如提出疑问,应及时查对,无误后方可执行。

3.护理标本采集查对

(1)按照化验项目选择相匹配的标本容器,粘贴条码。

(2)采集前正确识别患者身份,检查容器、项目和采集量的一致性。

(3)采集后再次查对患者姓名、项目、容器、采集量是否正确。

(4)一次只能采集一位患者的标本,禁止同时采集两人及以上的标本。

(5)除急诊、抢救外,需要分次采集同一患者的血液检测血型及交叉配血。

4.饮食查对

(1)每日查对饮食医嘱,确保饮食医嘱与床头卡信息一致。

(2)发放特殊饮食时,确认患者身份是否与医嘱相符,保证为正确的患者发放特殊饮食。

(3)患者自备饮食时,查对饮食种类与患者的医嘱及病情是否相符。

5.输血查对

详见本篇第四章。

6.手术查对

(1)麻醉实施前:三方按《手术安全核查表》依次核对患者身份(姓名、性别、年龄、住院号等)、手术方式、知情同意情况、手术部位与标识、麻醉安全检查、皮肤是否完整、术野皮肤准备、静脉通道建立情况、患者过敏史、抗菌药物皮试结果、术前备血情况、假体、体内植入物、影像学资料等内容。

(2)手术开始前:三方共同核查患者身份(姓名、性别、年龄、住院号等)、手术方式、手术部位与标识,并确认风险预警等内容。手术物品准备情况的核查由手术室护士执行,并向手术医师和麻醉医师报告。

(3)患者离开手术室前:三方共同核查患者身份(姓名、性别、年龄、住院号等)、实际手术方式,并进行术中用药、输血的核查,还需要清点手术用品,确认手术标本,检查皮肤完整性、动静脉通路、引流管,确认患者去向等内容。

(4)三方确认后分别在《手术安全核查表》上签名。

7.医疗器械、设施设备查对

(1)对于生命支持类设备,应保持待用状态,有正常运行的明示标记,如"完好"。对于转运类生命支持设备,应保持电量充足,应预估转运时间和电量消耗率。

(2)使用前核查医疗器械、设施设备是否在有效期/校准期内,每日使用前做好日常检查与清洁工作并记录。使用后按照医疗器械、设施设备相关保养说明完成保养。

二、标准化流程(见图 1-2-1)

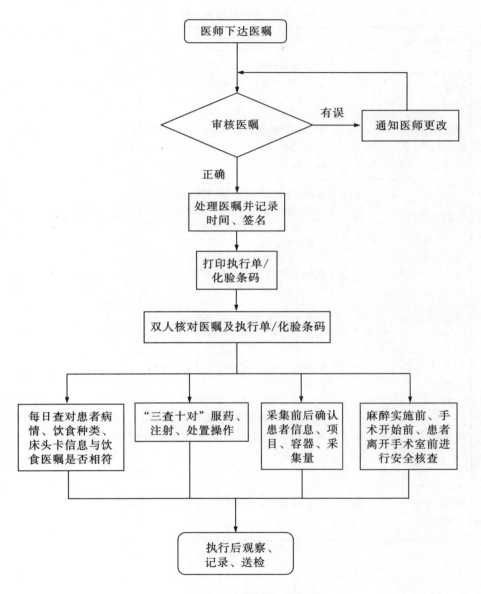

图 1-2-1　查对标准化流程

三、考核指标（见表 1-2-1）

表 1-2-1　查对标准化考核指标

考核指标	目标值	计算公式	责任部门	考核频次
查对流程落实率	100％	单位时间内检查符合要求项目数或分数/同一时间内检查的总项目数或分数×100％	护理部/病区	季度/月度
患者特殊饮食种类正确率	100％	单位时间内检查符合要求项目数或分数/同一时间内检查的总项目数或分数×100％	护理部/病区	季度/月度
用药错误	0 例	单位时间内给药错误（如给药对象、种类、途径、剂量、时间、间隔等以上一种及以上错误或给药遗漏）例次数	护理部/病区	季度/月度
标本类型错误率	逐步降低	类型不符合要求的标本数/同期标本总数×100％	检验科/病区	季度/月度
标本容器错误率	逐步降低	采集容器不符合要求的标本数/同期标本总数×100％	检验科/病区	季度/月度
标本采集量错误率	逐步降低	采集量不符合要求的标本数/同期标本总数×100％	检验科/病区	季度/月度
输血错误	0 例	单位时间内输血错误（输血对象、血型、剂量、种类、血袋号等一种及以上错误）例次数	护理部/病区	季度/月度
手术过程中异物遗留发生例数	0 例	手术过程中异物遗留的手术例数	护理部/病区	季度/月度

第三章　值班与交接班

一、标准化内容

(1)值班者须坚守岗位,履行职责,保证各项治疗、护理工作准确、及时进行。

(2)值班者须在交班前完成本班各项工作,写好交班报告及各项护理记录,处理好用过的物品及整理工作区域。

(3)按时交接班,接班者应提前15分钟到达科室,了解所管患者病情,阅读交班报告、护理记录、交接班记录本,在交班时重点掌握所管患者的病情。

(4)在接班者未接清楚之前,交班者不得离开岗位。交班中若发现患者病情、治疗及护理器械物品等不符,应立即查问。若在接班时间内发现问题,应由交班者负责。若接班后因交接不清发生差错事故或物品遗失,应由接班者负责。

(5)交班内容及要求

1)书面交接:交清住院患者总数,出入院、转科、转院、手术、分娩、病危、病重、抢救、死亡以及特殊检查等患者的诊断、病情、治疗、护理、术前准备、留送各种标本的完成情况等。

2)床头交班:交接所有患者,重点查看危重、一级护理、抢救、意识障碍、大手术后、卧床及急症患者的病情,如生命体征、输液药物与滴速、药物有无渗漏、各种管路、特殊治疗、皮肤、仪器设备设置参数与运行情况、护理措施落实情况以及患者的思想动态情况。

3)巡视病房:共同巡视,检查病房环境是否整齐、清洁、安静、安全。

4)清点物品:清点毒麻药、一类精神药品、急救药品、备用药品和其他医疗器械。

5)交接班"十不交接"内容:①衣着穿戴(仪容仪表)不整齐不交接;②抢救危重患者时不交接;③患者出院、入院、死亡或转科未处理好不交接;④床边卫生处置未做好不交接；⑤未观察、未记录皮试结果不交接；⑥未处理医嘱不交接；⑦固定物品、药品数目不清楚不交接；⑧未处理好清洁卫生（治疗室、换药室、护士站环境）不交接；⑨未为下班工作做好用物准备不交接；⑩未完成各种记录不交接。

二、标准化流程（见图1-3-1）

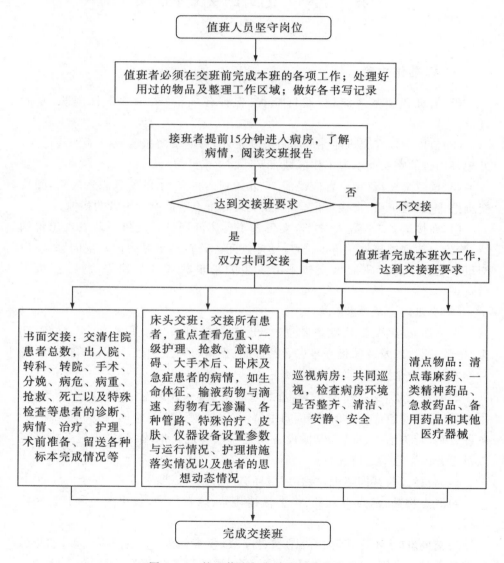

图 1-3-1 护理值班与交接班标准化流程

三、考核指标(见表1-3-1)

表 1-3-1　值班与交接班标准化考核指标

考核指标	目标值	计算公式	责任部门	考核频次
急救物品、药品完好率	100%	单位时间内检查符合要求项目数或分数/同一时间内检查的总项目数或分数×100%	护理部/病区	季度/月度
患者床边交接班正确落实率	≥95%	单位时间内检查符合要求项目数或分数/同一时间内检查的总项目数或分数×100%	护理部/病区	季度/月度
交班报告书写合格率	≥95%	单位时间内检查符合要求项目数或分数/同一时间内检查的总项目数或分数×100%	护理部/病区	季度/月度

第四章　安全输血护理

一、标准化内容

1.标本采集与送检

(1)医生下达采血医嘱后,护士校对医嘱、打印并正确粘贴血型或交叉配血条码。

(2)严格执行查对制度,至少同时使用两种患者身份识别方法,为患者进行输血相关标本采集。一次仅采集一位患者的标本,禁止同时采集两人及以上标本。对于同一患者的血型及交叉配血,需要分次采集(急诊、抢救除外)。

(3)标本由医护人员或经过培训的专门人员送至输血科,或使用物流传输系统传送。

2.取血

(1)收到发血通知后,打印取血单并携带取血专用箱至输血科取血。按照要求,应不超过每次最大取血量,即红细胞1袋、血浆1袋(血浆置换除外)、血小板1袋、冷沉淀6袋(紧急抢救性用血、术中用血除外)。

(2)取血人员与输血科人员做好血制品的核对与交接。共同核对取血单、输血报告单及血袋标签,确认患者姓名、性别、科室、住院号、床号、血型、供血者血型、血袋条码、血量及血液成分类别。检查血袋及血液外观,确认血袋完整、标签清晰,血液质量合格、在有效期内。

(3)核对后,将血制品放入取血箱内,尽快送达科室,保证血制品从出库到开始输注的时间不超过30分钟。运输过程中避免剧烈震荡。

(4)科室不得自行贮血,应将暂时不输注的血制品保存于输血科专用冰箱内,直至输血前取走。

3.输血

(1)输血前在治疗室和床旁,均由两名医护人员共同核对医嘱执行单、输血报告单、血袋标签,严格执行"三查八对",并使用护理信息系统确认。

（2）将血袋内的血轻轻混匀，避免剧烈震荡，不得加热血制品（若确需加温，只能用专用加温装置），禁止加入任何药物。

（3）操作过程中，应严格执行无菌操作技术。

（4）输血前后均以 0.9% 的无菌生理盐水冲洗输血管路，连续输入不同供血者的血液时，应在一袋血输尽后，用无菌生理盐水冲洗输血器，再输注下一袋血制品。输血器宜 4 小时更换一次。

（5）根据血制品种类和患者病情调节输血速度，并在规定时间内输注结束。1 个单位的全血或成分血应在 4 小时内输完。

（6）输血过程中应严密观察生命体征及输血不良反应。输注每袋血制品前及输注过程中应监测并记录体温、脉搏、呼吸、血压，监测和记录时间至少包括输血开始前 60 分钟内、血液输注最初 15 分钟、输血结束后 60 分钟内。出现输血不良反应时，应及时处理并上报。

（7）输血完毕，将输血报告单、输血监护单存入病历，观察有无迟发输血反应并记录。

（8）垃圾分类处理，将血袋放入双层黄色垃圾袋并密封、标识清楚（病区、数量、经手人、日期、时间、血袋条形码），立即送回输血科进行集中处置，或按各医疗机构要求进行处理。输血器按医疗垃圾进行处理。

二、标准化流程(见图 1-4-1)

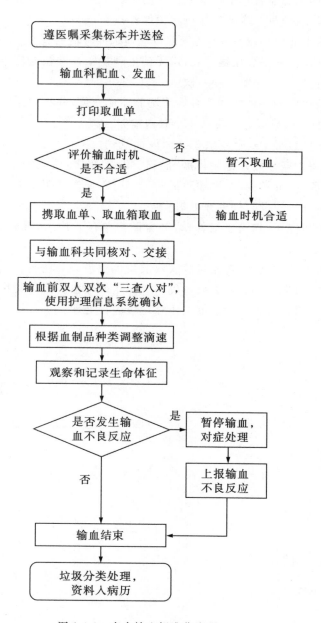

图 1-4-1 安全输血标准化流程

三、考核指标(见表 1-4-1)

表 1-4-1　安全输血标准化考核指标

考核指标	目标值	计算公式	责任部门	考核频次
输血流程落实率	100%	单位时间内检查符合要求项目数或分数/同一时间内检查的总项目数或分数×100%	护理部/病区	季度/月度

第五章　住院患者压力性损伤预防及护理

一、标准化内容

（1）严格并正确执行压力性损伤风险评估。对所有入院、转入、手术后、病情变化患者,在2小时内进行风险评分。对于高风险及以上患者,放置警示标识及翻身卡。

（2）每班评估受压部位的皮肤组织,尤其是骶尾部、足跟等骨隆突处,以及与器械接触的部位,有无指压不变白的红斑、水肿、疼痛、皮肤破溃等。

（3）有效落实体位管理。根据患者的皮肤和组织耐受性、自主体位变换能力、总体健康状况、所使用的支撑面的材质、患者舒适感和疼痛感及整体治疗目标决定翻身频次,正确摆放体位。

（4）可应用电动充气床垫、水垫、海绵垫、凝胶垫等减压床垫对患者进行全身减压。可使用预防性敷料保护受压部位。保持床铺平整无皱褶、清洁干燥无渣屑。

（5）做好基础皮肤护理。保持患者皮肤清洁、干燥;应用中性或弱酸性皮肤清洗液,可于肛周涂皮肤保护剂。

（6）加强营养支持。对有压力性损伤风险的患者,进行营养风险筛查;针对营养不良或有营养不良风险的患者,制订并实施个性化营养护理计划。

（7）关注器械相关压力性损伤。选择尺寸正确的医疗器械,确保其未被直接放置于卧床或移动受限的患者身体下面。对于应用医疗器械者,至少每班查看受压部位皮肤情况,保持皮肤清洁干燥,器具松紧适宜;在病情允许的情况下,尽早移除所用器械。

（8）给予患者及家属压力性损伤预防知识及护理技巧等健康指导。

（9）若发现患者有压力性损伤,当班完成上报,保证病历有诊断,护理记录准确,病程记录与护理记录一致;必要时,请相关科室会诊,并进行伤口处置。

二、标准化流程(见图1-5-1)

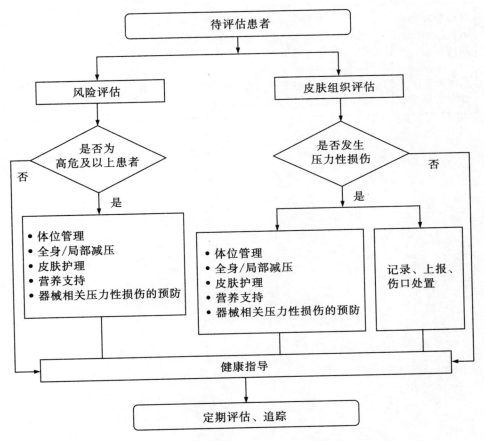

图 1-5-1　住院患者压力性损伤预防及护理标准化流程

三、考核指标(见表1-5-1)

表 1-5-1　住院患者压力性损伤预防及护理标准化考核指标

考核指标	目标值	计算公式	责任部门	考核频次
住院压力性损伤风险评估正确率	≥95%	单位时间内检查符合要求项目数或分数/同一时间内检查的总项目数或分数×100%	护理部/病区	季度/月度

续表

考核指标	目标值	计算公式	责任部门	考核频次
住院患者压力性损伤预防措施落实率	≥95%	单位时间内检查符合要求项目数或分数/同一时间内检查的总项目数或分数×100%	护理部/病区	季度/月度
住院患者压力性损伤发生率	逐步降低	住院患者压力性损伤新发病例数/同期住院患者总数×100%	护理部/病区	季度/月度

第六章　患者跌倒预防及护理

一、标准化内容

(一)患者跌倒风险评估工具及风险分级

(1)初步判定高风险:年龄≥80 岁、住院前 6 个月内有一次及以上跌倒经历,或此次住院期间有跌倒经历;步态不稳、肢体无力、下肢关节和(或)肌肉疼痛、重度贫血、视物不清、头晕、眩晕;入住 ICU、急诊抢救室、麻醉复苏室、手术室、分娩室及血液透析室的患者;晚期妊娠孕妇、产后 24 小时内的产妇。

(2)成人(>14 岁)推荐使用莫尔斯(Morse)跌倒风险评估量表进行评估,总分≤24 分为无风险,25～44 分为低风险,≥45 分为高风险。

(3)儿童(≤14 岁)推荐使用儿童跌倒风险综合评估表,评分 7～11 分为低风险,≥12 分为高风险。

(二)患者跌倒风险预防措施

1.无风险患者

(1)入院时向患者和家属介绍病区环境及安全设施的使用方法。

(2)在卫生间等区域设置扶手、紧急呼叫铃等辅助设施,确保性能良好。

(3)保持病区地面清洁干燥,浴室、卫生间、配餐室有防滑设施及警示标识。

(4)将水杯、鞋子等常用生活物品放于患者方便取用的位置。

(5)嘱患者穿防滑鞋,衣裤大小合适。

(6)保持病床、轮椅和平车的安全使用。

2.低风险患者

(1)落实无风险患者护理措施。

(2)患者活动时有人陪伴。

(3)呼叫铃放于患者可及处,指导其正确使用。

(4)卧床时加用床挡,教会患者/家属床挡使用方法并加强巡视。

(5)指导患者掌握"下床活动三部曲"的方法(卧、坐、立各 30 秒)。

3.高风险患者

(1)落实无风险及低风险患者护理措施。

(2)床旁放置防跌倒警示标识。

(3)腕带贴圆形红色标识。

(4)应有专人陪护患者。

(5)依据《应用保护性约束管理制度》使用约束器具。

(6)做好交接班。

二、标准化流程(见图 1-6-1)

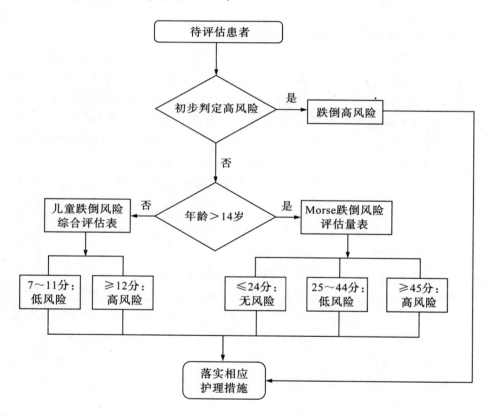

图 1-6-1　患者跌倒预防标准化流程

三、考核指标（见表 1-6-1）

表 1-6-1　患者跌倒预防及护理标准化考核指标

考核指标	目标值	计算公式	责任部门	考核频次
跌倒风险评估正确率	≥95%	单位时间内检查符合要求项目数或分数/同一时间内检查的总项目数或分数×100%	护理部/病区	季度/月度
高风险患者跌倒预防措施落实率	≥95%	单位时间内检查符合要求项目数或分数/同一时间内检查的总项目数或分数×100%	护理部/病区	季度/月度
住院患者跌倒发生率	逐步降低	住院患者跌倒例次数/同期住院患者实际占用床日数×1000‰	护理部/病区	季度/月度
住院患者跌倒伤害占比	—	住院患者跌倒伤害总例次数/同期住院患者跌倒例次数×100%	护理部/病区	季度/月度

第七章　静脉血栓栓塞症预防及护理

一、标准化内容

(一)评估工具

对于外科患者,推荐使用卡普里尼(Caprini)评分量表进行评估,分为低危(0~2 分)、中危(3~4 分)、高危(≥5 分)。对于内科患者,推荐使用帕多瓦(Padua)评分量表进行评估,分为低危(0~3 分)、高危(≥4 分)。

(二)评估时机

评估时机参考各省质控中心指导意见执行,如山东省质控中心指导意见为:入院、转科、手术后、出院前当班评估,病情变化(包括好转和恶化)随时评估。对于高危患者,床头放置警示标识。

(三)根据静脉血栓栓塞症(venous throboembolism,VTE)风险分层制定预防策略(见表 1-7-1)

表 1-7-1　VTE 风险分层及预防策略

危险分层	预防策略	执行人
VTE 低危患者	基本预防	患者和(或)家属
出血风险低的 VTE 中危患者	药物预防或物理预防	医生和(或)护士
出血风险高的 VTE 中危患者	物理预防	医生和(或)护士
出血风险低的 VTE 高危患者	药物预防或药物联合物理预防	医生和(或)护士
出血风险高的 VTE 高危患者	物理预防	医生和(或)护士

(四)基本预防

(1)告知患者风险,嘱患者尽早下地活动,健康宣教(戒烟、多饮水或补液、控糖降脂),避免下肢静脉穿刺或输液。

(2)下肢无血栓者做被动、主动运动。对于麻醉未醒或不能自主活动的患者,指导其家属给予其按摩下肢和被动踝泵运动;麻醉清醒后,患者进行主动踝泵运动。

(3)肌肉按摩:从足部到大腿,由远及近按摩,10~30分/次,8次/日。

(4)踝泵运动:①足背伸屈动作:下肢伸展,大腿放松,勾起脚尖,至最大限度时保持10秒,然后脚尖下压,至最大限度时保持10秒。②踝部绕环动作:以踝关节为中心,做360°绕环,顺时针、逆时针方向各做10秒,尽量保持动作幅度最大。足背伸屈和踝部绕环动作为1组(约40秒),每次8组(约8分钟),8次/日。

(5)若病情允许,可做膝关节屈伸运动。

(6)指导术后患者深呼吸,10~20次/小时,促进血液回流。

(五)物理预防

排除禁忌证,遵医嘱应用间歇性充气加压装置、足底静脉泵或梯度压力袜,以加速血液回流,防止血液瘀滞。

(1)间歇性充气加压装置、足底静脉泵:一般情况、术后、能床上自主活动或下床短暂走动者,30分/次,2~4次/日,昏迷、瘫痪、完全卧床患者18小时/日。

(2)梯度压力袜:测量肢体周径,选择合适的梯度压力袜。①膝下型(短筒):测量踝部最小周径处、小腿最大周径处。②大腿型(长筒):测量踝部最小周径处、小腿最大周径处、腹股沟中央部位向下5 cm部位周径处。

(3)物理预防的禁忌证:充血性心力衰竭、肺水肿、下肢严重水肿、下肢深静脉血栓症、血栓(性)静脉炎、肺栓塞、下肢局部情况异常(如皮炎、坏疽、近期接受皮肤移植手术)、下肢血管严重动脉硬化、其他缺血性血管病变及下肢严重畸形。

(六)药物预防

遵医嘱应用抗凝药物,观察出血等不良反应。

(七)健康宣教

1.基本宣教

向患者及其家属讲解深静脉血栓(deep vein thrombosis,DVT)和肺血栓栓塞症(pulmonary thromboembolism,PTE)的病因、危害、危险因素;告知如何判断是否发生DVT和PTE;改变不良的生活习惯,戒烟,避免久站,避免卧床时间过长;控制血糖血脂;肥胖者应积极控制体重。

2.饮食指导

给予患者低脂、低盐、低糖、高蛋白、高维生素、易消化饮食,嘱患者多饮水,降低血液黏稠度;多食新鲜蔬菜水果等含维生素 C 多的食物,维持血管壁的完整性;保持大便通畅。

3.活动指导

术前做好评估及健康宣教,术后和产后鼓励患者早期下床活动,经常按摩下肢腓肠肌,根据危险分层进行下肢主动和被动活动,促进下肢血液流通,避免血栓形成。

(八)VTE 临床预警

1.DVT 的临床预警

每班护士观察患者有无下肢不对称肿胀、疼痛、触觉异常、足背跖屈时小腿疼痛、皮肤发红、湿热等症状,若检查见霍曼氏征(Homans' sign)阳性(患肢伸直,足突然背屈时,引起小腿深部肌肉疼痛为阳性,提示血栓位于小腿肌肉静脉丛内),通知医生进行下肢血管超声检查。

2.PTE 的临床预警

若术后、卧床患者下床活动或体位变动后突然出现呼吸困难,心悸,胸闷,气促,烦躁不安,伴或不伴有胸痛,大汗淋漓或晕厥,伴或不伴有颜面、口唇发绀,脉搏细弱,呼吸急促,心率增快,血压下降,血氧饱和度(SaO_2)显著下降等,应高度怀疑肺栓塞。

(九)肺栓塞的急救

(1)立即给予吸氧、心电监护、SaO_2 监测,密切观察生命体征变化。

(2)尽快建立有效的外周和中心静脉通道,对于低血压或休克患者,静脉补液扩容及泵入多巴胺、多巴酚丁胺等,维持收缩压≥90 mmHg。

(3)患者一旦出现呼吸、心搏骤停,应立即进行有效、规范的心肺复苏。必要时行气管插管、呼吸机辅助呼吸。

(4)对症治疗,抗休克、镇静、镇痛。

(5)遵医嘱及时给予抗凝治疗。

(6)一经确诊,遵医嘱进行溶栓治疗,给予尿激酶、链激酶、重组组织型纤溶酶原激活剂(rt-PA)等药物,注意及时观察并治疗继发性出血等并发症。

(7)做好血栓清除、导管介入、下腔静脉滤器治疗的术前准备。

二、标准化流程(见图 1-7-1)

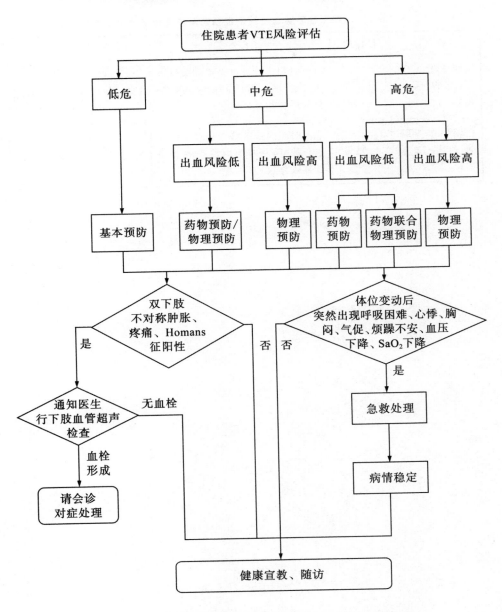

图 1-7-1　住院患者静脉血栓栓塞症预防及护理标准化流程

三、考核指标(见表 1-7-2)

表 1-7-2　住院患者静脉血栓栓塞症预防及护理标准化考核指标

考核指标	目标值	计算公式	责任部门	考核频次
住院患者 VTE 风险评估正确率	≥95%	单位时间内检查符合要求项目数或分数/同一时间内检查的总项目数或分数×100%	护理部/病区	季度/月度
住院患者 VTE 防治措施落实率	≥95%	单位时间内检查符合要求项目数或分数/同一时间内检查的总项目数或分数×100%	护理部/病区	季度/月度

第八章　导尿管相关尿路感染预防及护理

一、标准化内容

导尿管相关尿路感染主要是指患者留置导尿管后,或拔除导尿管 48 小时内发生的泌尿系统感染。

1.置管前

(1)严格掌握留置导尿管的适应证,充分评估,避免不必要的留置导尿。

(2)根据患者的年龄、性别、尿道情况选择大小、材质合适的导尿管,最大限度降低尿道损伤和尿路感染的发生率。

(3)仔细检查无菌导尿包,若过期、外包装破损、潮湿,则不得使用。

(4)对留置导尿的患者,应采用密闭式引流装置。

(5)告知患者留置导尿管的目的、配合要点和置管后的注意事项。

2.置管时

(1)医务人员认真洗手后,戴无菌手套实施导尿术。选择型号合适的尿管,应严格无菌操作,动作轻柔,避免损伤尿道黏膜,正确固定导尿管并采用连续密闭的尿液引流系统。

(2)遵循无菌操作技术原则留置导尿管,动作要轻柔,避免损伤尿道黏膜。

(3)正确铺无菌巾,避免污染尿道口。

(4)充分消毒尿道口,防止污染。要使用合适的消毒剂棉球(0.5%碘伏或其他黏膜消毒剂)消毒尿道口及其周围皮肤黏膜,棉球不能重复使用。

(5)导尿管插入深度适宜,插入后,向水囊注入无菌生理盐水,成人注水量为 10～15 mL,儿童注水量参照导尿管说明书,轻拉尿管以确认尿管固定稳妥,不会脱出。

(6)置管过程中,指导患者放松,协调配合,避免污染;如尿管被污染,应当重新更换尿管。

3.置管后

（1）妥善固定尿管,采取高举平台法,将尿管妥善固定于大腿内侧,活动空间大于等于 2 cm,防止牵拉损伤尿道黏膜。避免尿管打折、弯曲,引流袋高度要低于膀胱水平,避免接触地面,防止逆行感染。如下床活动或搬运,应临时夹闭并固定尿管,防止返流。对于烦躁、不配合的患者,可使用约束带,防止非计划拔管。

（2）每日观察尿液的颜色、性质和量。保持尿液引流系统的完整,不要轻易打开导尿管与引流袋的接口。

（3）当尿液达引流袋的 2/3 时要及时排放。放尿时,要防止污染引流袋末端管口。

（4）不应常规使用含消毒剂或抗菌药物的溶液进行膀胱冲洗或者灌注；如发生尿路感染,使用抗菌药物前应送尿培养,必要时拔出导尿管。

（5）做好尿管每日维护,防止尿管滑脱,保持尿道口及会阴部清洁干燥；留置导尿管期间,应使用生理盐水清洁尿道口周边区域和尿管表面,1～2 次/日。

（6）应定时更换长期留置导尿管,每周更换橡胶尿管,每月更换硅胶尿管,或参照产品说明书；每周更换两次普通引流袋,每周更换一次抗返流引流袋,更换时注意无菌操作。

（7）采集尿标本做细菌培养时,夹闭导尿管 10～20 分钟,在导尿管侧面用 75％酒精消毒,用无菌注射器抽取尿液；采集其他尿标本时可从尿袋开口采集。

（8）护理导尿管时,严格执行手卫生,并定期对医务人员进行导尿管相关尿路感染预防护理措施的培训。

（9）每日评价留置导尿管的必要性,不需要时尽早拔除导尿管。对于长期留置导尿管患者,建议每周监测一次尿常规。

二、标准化流程（见图 1-8-1）

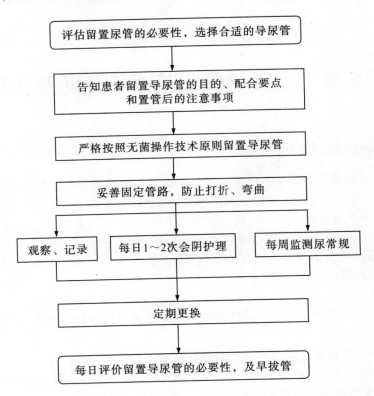

评估留置尿管的必要性，选择合适的导尿管

↓

告知患者留置导尿管的目的、配合要点
和置管后的注意事项

↓

严格按照无菌操作技术原则留置导尿管

↓

妥善固定管路，防止打折、弯曲

↓

观察、记录 　　每日1～2次会阴护理 　　每周监测尿常规

↓

定期更换

↓

每日评价留置导尿管的必要性，及早拔管

图 1-8-1　导尿管相关尿路感染预防及护理标准化流程

三、考核指标（见表 1-8-1）

表 1-8-1　导尿管相关尿路感染预防及护理标准化考核指标

考核指标	目标值	计算公式	责任部门	考核频次
住院患者尿路感染预防护理措施落实率	≥95％	单位时间内检查符合要求项目数或分数/同一时间内检查的总项目数或分数×100％	护理部/病区	季度/月度
住院患者导尿管相关尿路感染发生率	逐步降低	留置导尿管患者中尿路感染例次数/同期患者导尿管留置总日数×1000‰	护理部/病区	季度/月度

29

第九章　血管导管相关感染预防及护理

一、标准化内容

血管导管相关感染是指留置血管导管期间及拔除血管导管后 48 小时内发生的原发性、与其他部位感染无关的感染,包括血管导管相关局部感染和血流感染。局部感染时出现红、肿、热、痛、渗出等炎症表现,血流感染除局部表现外还会出现发热(≥38 ℃)、寒战或低血压等全身感染表现。实验室微生物学检查显示:外周静脉血培养细菌或真菌阳性,或者从导管尖端和外周血培养出相同种类、相同药敏结果的致病菌。

1.置管前

(1)评估置管指征,减少不必要的穿刺,对患者进行风险告知并让其签署知情同意书。

(2)对患者置管部位和全身状况进行评估。

(3)医务人员经过专业培训且考核合格,熟练掌握导管的置入、维护和导管相关性血流感染的预防与控制技术。

(4)置管使用的医疗器械、器具、各种敷料等医疗用品应当符合医疗器械管理相关规定的要求,必须无菌。

(5)中心静脉置管环境应当符合《医院消毒卫生标准》中医疗机构Ⅱ类环境要求。

2.置管中

(1)选择合适的穿刺部位及导管

1)中心静脉置管:成人建议首选锁骨下静脉,其次选颈内静脉,不建议选择股静脉;透析导管置于颈内/股静脉优于锁骨下静脉,可避免静脉狭窄(改为连续肾脏替代治疗时建议首选颈内静脉);经外周静脉置入中心静脉导管(peripherally inserted central venous catheter,PICC)首选贵要静脉,次选肘正中静脉,最后选头静脉。

2)选择导管内腔数量最少、对患者创伤最小、外径最小的导管,导管与血管占比≤45%;使用专用的静脉穿刺和导管包。

3)若为血管条件较差的患者进行中心静脉置管或经外周静脉置入中心静

脉导管有困难,有条件的医院可使用超声引导穿刺。

(2)无菌操作

1)按照操作步骤规范置管;置管时减少人员走动,确保无菌操作;医务人员如果观察到违反无菌原则的操作,有权终止操作。推荐使用核查清单表来确保技术和操作流程符合无菌的要求。

2)严格执行无菌技术操作规程,使用最大无菌屏障,所有医疗人员在导管置入过程中都应穿戴医用外科口罩、工作圆帽、无菌手术衣或无菌隔离衣、无菌手套;患者应该在导管置入过程中全身覆盖大无菌单。置管操作辅助人员应戴工作圆帽、医用外科口罩,执行手卫生。

(3)皮肤消毒:采用符合国家相关规定的皮肤消毒剂消毒穿刺部位。建议采用含氯己定醇浓度超过 0.5% 的消毒液进行皮肤局部消毒。

(4)中心静脉导管置管后记录置管日期、时间、部位、置管长度,导管名称、类型、尖端位置等,并签名。

3.置管后

(1)应当尽量使用无菌透明、透气性好的敷料覆盖穿刺点,对高热、出汗以及穿刺点出血、渗出的患者,可以使用无菌纱布覆盖。保持穿刺点干燥,密切观察周围皮肤的完整性。

(2)应当定期更换置管穿刺点覆盖的敷料,更换间隔时间为:无菌纱布至少每 2 天一次,无菌透明敷料至少每周一次;若敷料出现潮湿、松动、可见污染,应及时更换。

(3)医务人员接触置管穿刺点或更换敷料前应严格执行手卫生。

(4)经输液接头(或接口)进行输液及推注药液前,可采用 75% 酒精或 0.5% 碘伏溶液多方位擦拭接头(或接口)的横切面及外围,不低于 15 秒,消毒液干后方可连接。给药前应抽回血,以确认导管在静脉内。

(5)输液器、三通管、延长管每 24 小时一并更换,不使用时保持密闭,输血器 4 小时更换一次。单独输注静脉内脂肪剂(如丙泊酚、脂肪乳等)时,12 小时更换一次。对于以下情况,应立即更换输液接头:输液接头内有血液残留或有残留物,完整性受损或被取下,在血管通路装置血液培养取样之前明确被污染。每 4 天更换一次性使用压力换能器,同时更换系统其他组件(包括输液管、连续冲洗装置和冲洗液)。

(6)外周及中心静脉置管后,使用不含防腐剂的生理盐水或肝素盐水进行常规冲封管,预防导管堵塞。

(7)应当告知置管患者在沐浴或擦身时注意保护导管,避免导管淋湿或浸入水中。

(8)严格保证输注液体的无菌。

（9）对于紧急状态下的置管，若不能保证有效的无菌原则，应当在2天内尽快拔除导管，病情需要时更换穿刺部位重新置管。

（10）医务人员应当每天对保留导管的必要性进行评估，不需要时应当尽早拔除导管。

（11）应当每天观察患者导管穿刺点及全身有无感染征象。当患者穿刺部位出现局部炎症表现或全身感染表现，怀疑发生血管导管相关感染时，建议通过综合评估来决定是否需要拔管。如怀疑发生中心静脉导管相关血流感染，拔管时建议进行导管尖端培养、经导管取血培养及经对侧静脉穿刺取血培养。

（12）若无感染征象，不宜常规更换血管导管，不应当为预防感染而定期更换中心静脉导管、肺动脉导管和脐带血管导管。

（13）若长期置管患者多次发生血管导管相关血流感染，可预防性使用抗菌药物溶液封管。

二、标准化流程（见图 1-9-1）

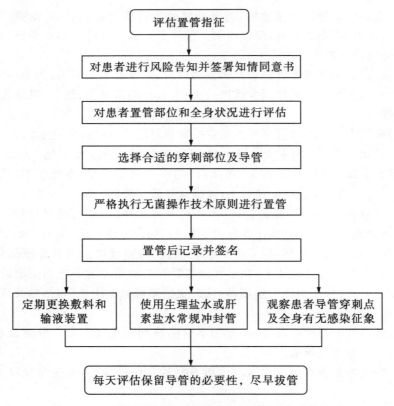

图 1-9-1　血管导管相关血流感染预防及护理标准化流程

三、考核指标(见表 1-9-1)

表 1-9-1　血管导管相关血流感染预防及护理标准化考核指标

考核指标	目标值	计算公式	责任部门	考核频次
住院患者血管导管相关感染预防措施落实率	≥95%	单位时间内检查符合要求项目数或分数/同一时间内检查的总项目数或分数×100%	护理部/病区	季度/月度
住院患者血管导管相关感染发生率	逐步降低	血管导管相关感染的例次数/同期患者血管导管留置总日数×1000‰	护理部/病区	季度/月度

第十章　呼吸机相关性肺炎预防及护理

一、标准化内容

呼吸机相关性肺炎（ventilator-associated pneumonia，VAP）指患者行气管插管或气管切开，在机械通气 48 小时后，撤机拔管 48 小时内发生的新的肺实质感染。VAP 是医院获得性肺炎（hospital acquired pneumonia，HAP）中最重要的类型之一。

（1）尽可能选用无创呼吸支持治疗技术；确需插管者，宜选择经口气管插管。

（2）无禁忌证患者应抬高床头 30°～45°，并应协助患者翻身拍背及震动排痰。

（3）在进行与气道相关的操作时，应严格执行手卫生，遵守无菌技术操作规程。气管切开患者应保持切开部位的清洁、干燥，每天换药一次，污染时立即更换。

（4）保持气道通畅，至少每两小时进行一次肺部听诊，按需吸痰。选择合适的吸痰管（内径小于气管插管内径的 1/2，柔软适度），吸痰负压保持在－150～－80 mmHg，吸痰时间不超过 15 秒，动作轻柔，防止气道黏膜损伤。

（5）加强口腔护理，采用冲洗加擦洗的方法清洁牙齿和舌面等，频率为 6～8 小时一次。

（6）气管导管气囊的充盈压应保持在 25～30 cmH_2O。每 6～8 小时监测一次，每次测量时，充气压力宜高于理想值 2 cmH_2O。气囊放气或拔出气管插管前应确认气囊上方的分泌物已被清除。对于预期气管插管时间可能超过 24～72 小时的患者，建议采用具有声门下分泌物吸引功能的导管，间断行声门下吸引，及时清除声门下分泌物。

（7）加强呼吸机内外管道的清洁消毒，每周更换一次呼吸机管道和湿化罐，但在有肉眼可见污渍或有故障时应及时更换。呼吸机湿化液使用灭菌水，每 24 小时倾倒更换。集水杯保持最低位且直立，应及时倾倒冷凝水，勿超过 1/2。

（8）对于机械通气患者，尽可能避免不必要的深度镇静；对于确需镇静者，应定期唤醒并行自主呼吸训练,每天评估镇静药使用的必要性,尽早停用。

(9)鼓励并协助机械通气患者早期活动,尽早开展康复训练。

(10)每天评估有创机械通气及气管插管的必要性,尽早脱机或拔管。

二、标准化流程(见图 1-10-1)

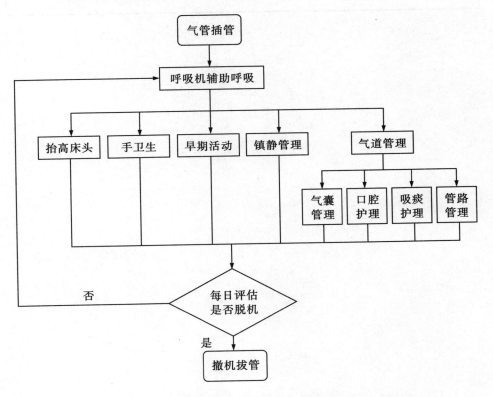

图 1-10-1　呼吸机相关性肺炎预防及护理标准化流程

三、考核指标(见表 1-10-1)

表 1-10-1　呼吸机相关性肺炎预防及护理标准化考核指标

考核指标	目标值	计算公式	责任部门	考核频次
住院患者呼吸机相关性肺炎预防护理措施落实率	≥95%	单位时间内检查符合要求项目数或分数/同一时间内检查的总项目数或分数×100%	护理部/病区	季度/月度

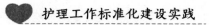

续表

考核指标	目标值	计算公式	责任部门	考核频次
住院患者呼吸机相关性肺炎发生率	逐步降低	呼吸机相关性肺炎例次数/同期住院患者有创机械通气总日数×1000‰	护理部/病区	季度/月度

第十一章 临床"危急值"处理及护理

一、标准化内容

（1）核实信息：临床科室接听人核实"危急值"报告结果，核对患者基本信息并予以确认。

（2）记录信息："危急值"报告实行"谁接收谁记录"的原则，接获"危急值"电话和网络报告后，将"危急值"患者姓名、住院号（或者门诊号）、"危急值"项目及结果、接听时间（精确至分钟）等信息记录在"危急值接收登记本"上，并签名；亦可采用信息化手段记录。

（3）报告医师：接听人应立即通知患者的主管医师或值班医师。

（4）患者处理：接报医师应立即诊察患者，迅速采取相应的临床措施。护士应准确、及时执行医嘱，并观察患者用药的反应，加强病情观察。如果单项"危急值"与输入的某种药物有直接关系，当该药物目前仍在输注中时，护士应立即停止输注该药物，做好交接班。

（5）做好记录：及时书写护理记录，在护理记录中，应详细记录"危急值"结果、患者的病情变化、医嘱的执行情况、患者用药后的反应、重点观察的内容等。

（6）再次复查：根据医嘱适时复查，做好护理记录及交接班。

二、标准化流程(见图 1-11-1)

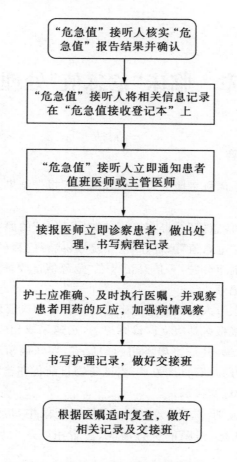

图 1-11-1 临床"危急值"处理标准化流程

三、考核指标(见表 1-11-1)

表 1-11-1 临床"危急值"处理标准化考核指标

考核指标	目标值	计算公式	责任部门	考核频次
护理文书书写合格率	≥95%	单位时间内检查符合要求项目数或分数/同一时间内检查的总项目数或分数×100%	护理部/病区	季度/月度

第十二章　住院患者疼痛护理

一、标准化内容

(1)住院期间,每日关注患者有无疼痛,对于有疼痛者,每日至少评估一次,但若患者出现新发疼痛、爆发痛,以及疼痛程度、性质或镇痛方案改变时,需立即进行评估。

(2)以下情况,需要进行简易评估:①入院时(除癌性疼痛);②由他科转入时;③手术患者返回病房时;④接受可能引起中度及以上疼痛的诊疗操作后。

(3)以下情况应进行综合评估:①疼痛评分大于等于4分或有中度及以上疼痛;②给予镇痛措施后;③癌性疼痛患者。

(4)综合评估后,疼痛评分小于4分或有轻度及以下疼痛,且可耐受治疗相关不良反应时,恢复简易评估。

(5)疼痛评分大于等于4分或有中度及以上疼痛时,每4小时评估一次,直至疼痛评分降至4分以下。当患者正常入睡时,不需要进行疼痛评估,记录"入睡"。

(6)应用不同镇痛药物后,应依据给药途径及药物达峰时间追踪评估。例如,口服给药60分钟;经皮下、肌内给药30分钟;静脉给药15分钟;贴剂4小时(或遵说明书)。遵循"评估—干预—再评估"循环,直至疼痛评分低于4分。

(7)对于不能交流的患者,采用客观疼痛评估方法;对于具备交流能力的患者,采用主观疼痛评估法。

二、标准化流程(见图 1-12-1)

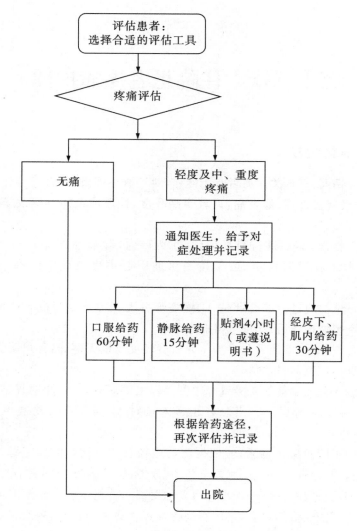

图 1-12-1　住院患者疼痛护理标准化流程

三、考核指标(见表 1-12-1)

表 1-12-1　住院患者疼痛护理标准化考核指标

考核指标	目标值	计算公式	责任部门	考核频次
住院患者疼痛评估正确率	≥95%	单位时间内检查符合要求项目数或分数/同一时间内检查的总项目数或分数×100%	护理部/病区	季度/月度
住院患者疼痛护理措施落实率	≥95%	单位时间内检查符合要求项目数或分数/同一时间内检查的总项目数或分数×100%	护理部/病区	季度/月度

第十三章　长期卧床/术后患者
首次下床活动护理

一、标准化内容

（1）向患者解释下床活动的目的、注意事项，取得患者配合。移除环境中的障碍物，减少意外受伤。

（2）评估患者：若患者生命体征平稳，无活动性出血，疼痛评分小于等于3分，肌力大于等于4级，机体活动能力小于等于2级，床头抬高45°～60°后患者无头晕，或虽未达上述标准但经医护综合评估确认可以下床，在护士的指导与协助下方可下床活动。对于身材高大、体重超重的患者，需由二人协助下床活动。

（3）妥善固定输液管路、各种引流管，保持各管路通畅，避免扭曲、打折、返流。

（4）长期卧床、术后患者首次下床活动必须在护士的指导下进行，严格执行下床"三步曲"：①第一步：抬高床头45°～60°，取半坐卧位3～5分钟。②第二步：协助患者取侧卧位，双下肢移至床缘垂下，患者的双手环抱辅助者的颈肩部，辅助者从患者的腋下环抱患者，膝关节稍弯曲，用力将患者扶坐起。协助患者床边坐起3～5分钟，观察患者有无面色改变、胸闷、心慌、头晕等症状。③第三步：扶患者站立3～5分钟，无不适后再扶其行走，选择活动量大小以患者病情可耐受为原则。

（5）上床前先让患者坐于床边，抬高床头45°～60°，将患者双手环抱辅助者的颈肩部，辅助者从患者的腋下环抱患者，轻轻使患者侧卧躺下，将双下肢移至床上。

（6）妥善固定输液管路、各种引流管，观察管路通畅情况，协助患者取舒适卧位。

（7）做好相关护理记录。

二、标准化流程(见图 1-13-1)

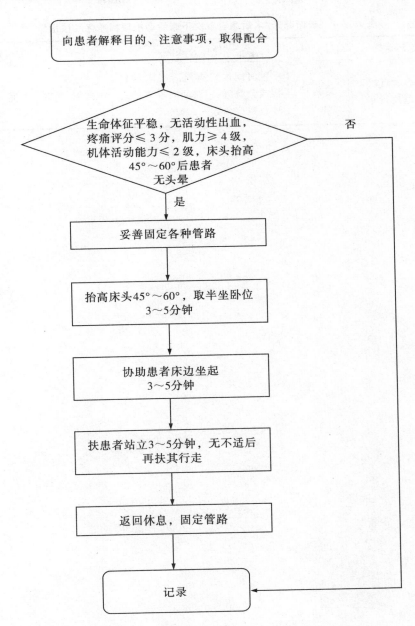

图 1-13-1 长期卧床/术后患者首次下床活动标准化流程

43

三、考核指标(见表 1-13-1)

表 1-13-1　长期卧床/术后患者首次下床活动护理标准化考核指标

考核指标	目标值	计算公式	责任部门	考核频次
住院患者首次下床规范执行率	≥95%	单位时间内检查符合要求项目数或分数/同一时间内检查的总项目数或分数×100%	护理部/病区	季度/月度

第二篇
护理业务标准化

　　临床护理业务是护理工作的基础和重要组成部分,患者入院、护理评估、分级护理、转运、交接、医嘱执行、护理会诊、护理记录、健康教育及患者出院构成了护理业务的基本内容。健全、系统的护理业务标准化是实施责任制整体化护理的基础,可保证临床护理工作安全、有序、同质化进行,提升患者的就医体验及满意度,促进护理科学管理水平的提高。

第一章　患者入院

一、标准化内容

(一)一般患者入院

(1)普通患者、日间手术患者和日间病房患者住院,持入院通知单、有效证件、住院押金到住院处办理入院手续。

(2)患者进入病房后,护理人员应主动热情接待,核对患者身份、入院证,为患者佩戴腕带。

(3)协助患者进行卫生处置,更换病员服。

(4)对患者进行各项护理评估,测量生命体征并记录;协助患者熟悉病区环境,了解患者病情、生活习惯和心理状态等;对患者或家属进行入院宣教及健康教育;准确进行护理记录。

(5)通知主管医生接诊患者。

(6)接诊结束。

(二)急危重症患者入院

(1)急危重症患者住院,急诊室应提前电话通知病房做好准备,协助患者家属到住院处办理入院手续。

(2)若病房护理人员接到患者入院通知,应立即通知有关医生做好接诊准备。根据病情需要为患者准备床位及用物;对需要行急症手术或病情危重的患者,立即做好手术及抢救的一切准备工作。

(3)急诊负责转运的人员护送患者至病房,与病房医护人员做好交接。

(4)对于进行急诊手术的患者,急诊室应通知手术室,将患者护送至手术室,并与手术室护士进行详细交接。

(5)护送急诊危重患者时应保证安全,注意保暖:对于输液患者或用氧者,要防止途中中断;对于外伤骨折患者,注意保持功能体位,尽量减少患者痛苦。

具体可参照各医疗单位院内转运相关规范实施。

（6）患者入病房后，护理人员应立即协助医生进行抢救或完善术前准备，相关护理记录于手术或抢救后 6 小时内完成。

（7）患者病情稳定后，护理人员进行入院宣教及健康教育。

（8）接诊结束。

二、标准化流程（见图 2-1-1、图 2-1-2）

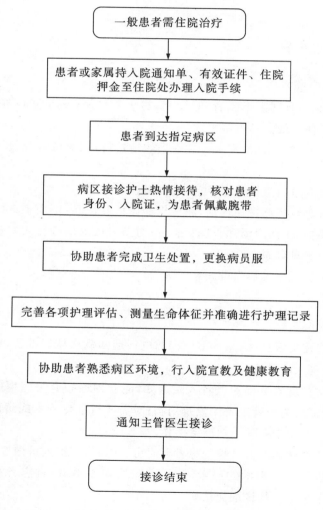

图 2-1-1　一般患者入院标准化流程

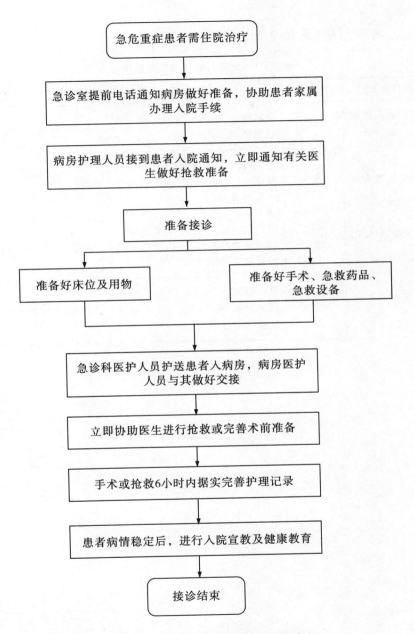

图 2-1-2　急危重症患者入院标准化流程

三、考核指标(见表 2-1-1)

表 2-1-1　患者入院标准化考核指标

考核指标	目标值	计算公式	责任部门	考核频次
住院患者腕带佩戴率	100%	佩戴腕带患者数/同期住院患者总数×100%	护理部/病区	季度/月度
查对流程落实率	100%	单位时间内检查符合要求项目数或分数/同一时间内检查的总项目数或分数×100%	护理部/病区	季度/月度
重点环节交接正确率	≥95%	单位时间内检查符合要求项目数或分数/同一时间内检查的总项目数或分数×100%	护理部/病区	季度/月度
护理文书书写合格率	≥95%	单位时间内检查符合要求项目数或分数/同一时间内检查的总项目数或分数×100%	护理部/病区	季度/月度

第二章 护理评估

一、标准化内容

(1)护理评估是指有系统、有组织地收集资料,并对资料加以整理与分析的过程,目的是明确服务对象所要解决的健康问题。评估是一个动态、循环的过程,贯穿于护理程序各个步骤,既是确立护理诊断和实施有效护理措施的基础,也是评价护理效果的参考。

(2)护理评估的内容主要包括一般资料、现在健康状况、既往健康状况、心理状况、社会状况。

(3)护理评估必须由取得中华人民共和国护士执业证书并经过注册的护理专业人员进行。实习护生、进修护士评估患者后,必须由带教护士确认。

(4)门诊护士对就诊患者进行评估,体质虚弱、高龄、病情突然变化或病情较重的患者优先就诊,必要时协助抢救和转运。确定需要住院治疗的患者,护士应评估患者病情,选择合适的转运方式并做好安全指导。

(5)对于所有住院患者,在住院期间由责任护士对其进行护理评估,为制订个性化的护理计划提供依据。通过询问病史、体格检查,查阅病历、辅助检查结果等途径收集患者信息。

1)初次评估:患者入院、转科后在规定时限内进行首次护理评估,包括生命体征测量、病情评估、各种护理风险评估(包括跌倒/坠床、压力性损伤、管路滑脱、VTE、营养风险筛查、走失、自杀等)、健康教育需求评估、生活自理能力评估、疼痛评估、心理评估等。当护理评估结果与医师记录不一致时,应与医师共同探讨,以求护理评估的客观性与准确性。根据评估结果制订护理计划,鼓励患者/家属参与治疗护理计划的制订和实施,并提供必要的教育及帮助。

2)再次评估:①按照护理级别要求的频率进行巡视和评估;若患者病情需要,应及时组织护理会诊,进行集体评估。②定期评估病情稳定者,病情变化或行特殊检查、治疗后随时评估并记录,评估重点内容遵医嘱及根据病情需要决定。③对于危重患者,每天进行评估并记录:a.遵医嘱定时测量生命体征;b.生理状态;c.心理状态;d.自理能力和活动耐受力;e.患者安全等。④重视危险因素评估,注意有无压力性损伤、跌倒、坠床、VTE、管路滑脱、营养失调、烫伤、误吸等危险因素;根据风险等级,对有风险者进行定时评估,及时放置警示标识,采取预防措施并加强健康教育。

3)围手术期患者评估:手术前一天、手术日、手术后第一天评估并记录,发生病情变化时要随时评估和记录,直至患者出院。

4)分娩患者评估:产时、分娩后当日、分娩后第一天、分娩后住院期间每天进行评估和记录,发生病情变化时要随时评估和记录,直至产妇出院。

5)转运患者评估:对于外出检查(治疗)患者,于检查(治疗)前、检查(治疗)后评估;对于转科患者,在转出前、转入后均需进行转运评估并记录。

6)出院患者评估:确定患者准备出院后,对其进行评估并记录,并给予饮食、运动、用药、自我护理、复诊等方面的指导。

7)患者出院后,对患者的康复情况进行随访评估,给予饮食、运动、用药、自我护理、复诊等方面的指导,并提供健康教育咨询服务。

(6)护士长每天评估重点患者,包括新入院、病危、病重、手术患者以及存在护理风险的高危人群等,在掌握重点患者病情的前提下,根据护士能级,合理调配工作能力强的护士护理危重患者。定期审核护理评估完成情况及护理文书书写情况。

二、标准化流程(见图 2-2-1)

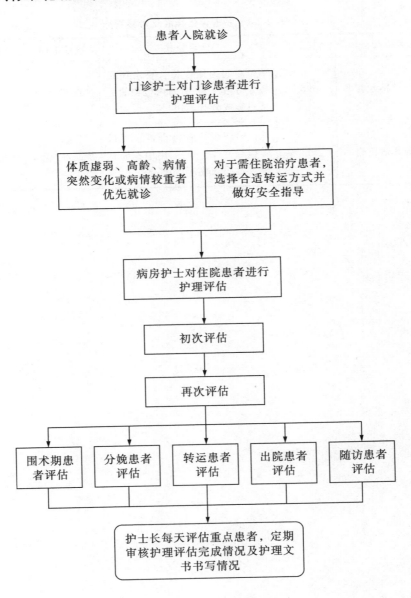

图 2-2-1　护理评估标准化流程

三、考核指标(见表 2-2-1)

表 2-2-1 护理评估标准化考核指标

考核指标	目标值	计算公式	责任部门	考核频次
护理评估及时率	≥95%	单位时间内检查符合要求项目数或分数/同一时间内检查的总项目数或分数×100%	护理部/病区	季度/月度
护理评估正确率	≥95%	单位时间内检查符合要求项目数或分数/同一时间内检查的总项目数或分数×100%	护理部/病区	季度/月度

第三章 分级护理标准

一、标准化内容

1.分级护理定义

分级护理是指患者在住院期间,医护人员根据患者病情和(或)自理能力进行评定而确定的护理级别,分为特级护理、一级护理、二级护理和三级护理四个级别。

2.护理分级方法

(1)患者入院后应根据患者病情严重程度确定病情等级。

(2)根据患者巴氏指数(Barthel index,BI)评定量表总分,确定自理能力的等级(见表2-3-1)。

(3)依据病情等级和(或)自理能力等级,确定患者护理分级。

(4)临床医护人员应根据患者病情和自理能力的变化动态调整患者护理分级。

3.护理分级依据

(1)符合以下情况之一,可确定为特级护理:①维持生命,实施抢救性治疗的重症监护患者;②病情危重,随时可能发生病情变化,需要进行监护、抢救的患者;③各种复杂或大手术后、严重创伤或大面积烧伤的患者。

(2)符合以下情况之一,可确定为一级护理:①病情趋向稳定的重症患者;②病情不稳定或随时可能发生变化的患者;③手术后或治疗期间需严格卧床的患者;④自理能力重度依赖的患者。

(3)符合以下情况之一,可确定为二级护理:①病情趋于稳定或未明确诊断前,仍需观察,且自理能力轻度依赖的患者;②病情稳定,仍需卧床,且自理能力轻度依赖的患者;③病情稳定或处于康复期,且自理能力中度依赖的患者。

(4)病情稳定或处于康复期,且自理能力轻度依赖或无须依赖的患者,可确定为三级护理。

4.自理能力分级

采用 BI 评定量表对患者的日常生活活动,包括进食、洗澡、修饰、穿(脱)衣、控制大便、控制小便、如厕、床椅转移、平地行走、上下楼梯 10 个项目进行评定(见表2-3-1),将各项目得分相加即为总分。根据总分,将患者的自理能力分为重度依赖、中度依赖、轻度依赖和无依赖四个等级(见表2-3-2)。

5.质量控制

主管部门履行监管职责,定期检查分级护理制度落实情况,分析、反馈,持续改进。

表 2-3-1　BI 评定量表

序号	项目	完全独立	需部分帮助	需极大帮助	完全依赖
1	进食	10	5	0	—
2	洗澡	5	0	—	—
3	修饰	5	0	—	—
4	穿(脱)衣	10	5	0	—
5	控制大便	10	5	0	—
6	控制小便	10	5	0	—
7	如厕	10	5	0	—
8	床椅转移	15	10	5	0
9	平地行走	15	10	5	0
10	上下楼梯	10	5	0	—

表 2-3-2　自理能力等级

自理能力等级	等级划分标准	需要照护程度
重度依赖	总分≤40分	全部需要他人照护
中度依赖	总分 41~60 分	大部分需要他人照护
轻度依赖	总分 61~99 分	少部分需要他人照护
无依赖	总分 100 分	无需他人照护

二、标准化流程（见图 2-3-1）

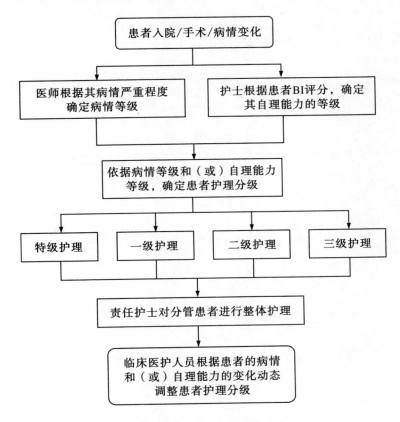

图 2-3-1　分级护理标准化流程

三、考核指标（见表 2-3-3）

表 2-3-3　分级护理标准化考核指标

考核指标	目标值	计算公式	责任部门	考核频次
分级护理质量合格率	≥95%	单位时间内检查符合要求项目数或分数/同一时间内检查的总项目数或分数×100%	护理部/病区	季度/月度
特级护理占比	—	特级护理患者占用床日数/住院患者实际占用床日数×100%	护理部/病区	季度/月度

续表

考核指标	目标值	计算公式	责任部门	考核频次
一级护理占比	—	一级护理患者占用床日数/住院患者实际占用床日数×100%	护理部/病区	季度/月度
二级护理占比	—	二级护理患者占用床日数/住院患者实际占用床日数×100%	护理部/病区	季度/月度
三级护理占比	—	三级护理患者占用床日数/住院患者实际占用床日数×100%	护理部/病区	季度/月度

第四章　普通病区患者转运交接

一、标准化内容

（一）转运前评估

1.病情评估

护士接到患者转科、特殊检查医嘱后,核对医嘱及患者信息,主管医生与护士共同对患者进行病情评估。

2.知情同意

与患者和(或)家属充分沟通,告知转运目的,征得患者和(或)其家属同意。对于外出检查者,做好检查指导,落实特殊治疗或检查前用药。

3.转运前协调与沟通

及时与目标科室沟通,告知患者的一般情况、详细病情、所用药物和仪器、出发时间及预计到达时间,请接收科室做好用物准备,选择最佳路线,通知电梯配合转运。

（二）转运前准备

1.患者准备

再次确认患者身份,评估病情(主要包括生命体征、意识、呼吸及循环情况等),确保各类管路通畅、妥善固定,保持皮肤清洁。

2.仪器、物品准备

备好所需仪器,外出检查患者需携带检查申请单;转科患者、护士携带影像资料、患者病历以及个人物品等。

3.药品准备

尽量不将药品遗留给接收科室,已配置液体、血液制品尽量输注完毕,未加药的药品及原瓶药退掉后再转运。

4.转运工具准备

选择合适的转运工具,如病床、平车、轮椅等。

(三)转运时观察

(1)患者转科时必须由护士陪同,转运中询问患者主诉,及时发现问题并处理。

(2)患者外出检查时,一般由家属陪同,有条件的医院可由专门陪检人员陪同,特殊检查时由医生陪同。

(四)转运交接

1.转科

(1)原科室医护人员与目标科室人员共同交接,确认患者身份,转移患者至病床。

(2)评估生命体征。

(3)对患者病情、现存问题、各类管路、皮肤、用药、物品等进行详细交接。

(4)床旁交接完毕后,双方护士填写住院患者转入转出护理交接记录单,确认无误后签全名。

2.外出检查

陪检或医护人员协助检查科室完成相应检查。

(五)转运后处理

(1)转科患者转运完成后,对床单元进行终末消毒,按照规定对重复使用的器械和物品进行清洁消毒,一次性使用医疗用品按医疗废物处理。

(2)外出检查的患者安返病房后,医护人员重新评估病情并做好记录。

二、标准化流程(见图 2-4-1)

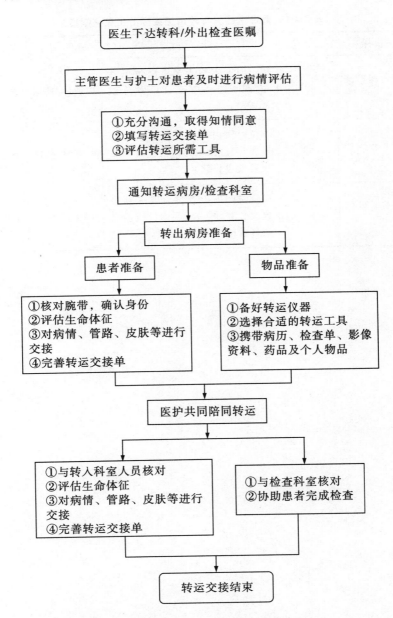

医生下达转科/外出检查医嘱

主管医生与护士对患者及时进行病情评估

①充分沟通，取得知情同意
②填写转运交接单
③评估转运所需工具

通知转运病房/检查科室

转出病房准备

患者准备

物品准备

①核对腕带，确认身份
②评估生命体征
③对病情、管路、皮肤等进行交接
④完善转运交接单

①备好转运仪器
②选择合适的转运工具
③携带病历、检查单、影像资料、药品及个人物品

医护共同陪同转运

①与转入科室人员核对
②评估生命体征
③对病情、管路、皮肤等进行交接
④完善转运交接单

①与检查科室核对
②协助患者完成检查

转运交接结束

图 2-4-1 普通病区患者转运交接标准化流程

三、考核指标（见表 2-4-1）

表 2-4-1　普通病区患者转运交接标准化考核指标

考核指标	目标值	计算公式	责任部门	考核频次
住院患者腕带佩戴率	100%	单位时间内检查佩戴腕带患者数/同一时间内检查患者总数×100%	护理部/病区	季度/月度
重点环节交接合格率	≥95%	单位时间内检查符合要求项目数或分数/同一时间内检查的总项目数或分数×100%	护理部/病区	季度/月度
护理文书书写合格率	≥95%	单位时间内检查符合要求项目数或分数/同一时间内检查的总项目数或分数×100%	护理部/病区	季度/月度

第五章　ICU患者院内转运交接

一、标准化内容

（一）转运前评估

1.病情评估

护士接到患者转科、特殊检查医嘱后，核对医嘱及患者信息，与医生共同评估，排除转运禁忌证，确定患者是否可以转运。转运前充分评估患者病情或伤情、可能发生的病情变化、转运途中可能需要的设备及抢救药品等，明确转运风险，确定可行性转运方案。

2.知情同意

与患者及家属充分沟通，告知转运目的和风险，征得患者或家属同意，必要时签署知情同意书。外出检查者做好检查指导，落实特殊治疗或检查前用药。

3.转运前协调与沟通

及时与目标科室沟通，告知患者的一般情况、详细病情、所用药物和仪器、出发时间及预计到达时间，请接收科室做好用物准备，选择最佳路线，通知电梯配合转运。

（二）转运前准备

1.患者准备

再次确认患者身份，评估病情（主要包括生命体征、意识、呼吸及循环情况等），确保各类管路通畅、妥善固定，保持皮肤清洁。

2.仪器、物品准备

备好与病情相适宜的仪器，外出检查患者需携带检查申请单；对于转科患者，护士携带患者病历、影像资料以及个人物品等。

3.药品准备

尽量不将药品遗留给接收科室，将已加药液体、血液制品输注完毕，待输注药物做好交接及记录,未加药的药品及原瓶药退掉后再转运。

4.转运工具准备

选择合适的转运工具,如病床、轮椅等。

(三)转运时监护

(1)患者转科时必须由受过重症专业培训的医护人员陪同,转运中动态评估患者的意识、生命体征,保证监测、治疗措施的连续性。重视患者主诉,及时发现问题并处理。病情突变时,采取急救措施,并到就近科室进一步抢救。

(2)患者外出检查时,由家属和受过重症专业培训的医生和(或)护士陪同,并与检查科室联系,途中密切观察病情。若外出途中或检查时患者发生病情变化,如呼吸心搏骤停、发绀、呼吸急促等,立即暂停检查,就近抢救,稳定后转回病房。

(四)转运交接

1.转科

(1)原科室医护人员与目标科室人员共同交接,确认患者身份,转移患者至病床。

(2)评估生命体征及意识。

(3)对患者病情、现存问题、各类管路、皮肤、用药、物品等进行详细交接。

(4)床旁交接完毕后,双方护士填写住院患者转入转出护理交接记录单,确认无误后签全名。

2.外出检查

医护人员协助检查科室完成相应检查。

(五)转运后处理

(1)转科患者转运完成后,对床单元进行终末消毒,按照规定对重复使用的器械和物品进行清洁消毒,一次性使用医疗用品按医疗废物处理。

(2)外出检查的患者安返病房后,医护人员重新评估病情并做好记录。

二、标准化流程(见图 2-5-1)

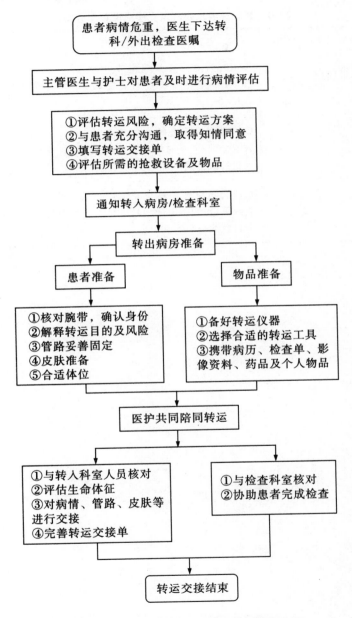

图 2-5-1 ICU 患者院内转运交接标准化流程

三、考核指标(见表 2-5-1)

表 2-5-1　ICU 患者院内转运交接标准化考核指标

考核指标	目标值	计算公式	责任部门	考核频次
住院患者腕带佩戴率	100%	单位时间内检查佩戴腕带患者数/同一时间内检查患者总数×100%	护理部/病区	季度/月度
重点环节交接合格率	≥95%	单位时间内检查符合要求项目数或分数/同一时间内检查的总项目数或分数×100%	护理部/病区	季度/月度
护理文书书写合格率	≥95%	单位时间内检查符合要求项目数或分数/同一时间内检查的总项目数或分数×100%	护理部/病区	季度/月度

第六章 急诊科患者院内转运与交接

第一节 急诊普通患者院内转运与交接

一、标准化内容

（1）下达转运医嘱：护士接到患者转科/特殊检查医嘱后，核对医嘱及患者信息，与医生共同评估排除转运禁忌证，确定患者可以转运。

（2）知情同意：急诊科医师告知患者或家属病情，患者或家属同意转运并签署知情同意书，确定转运。

（3）沟通联系：急诊负责转运的人员应及时与接收科室沟通，详细告知患者病情、准备用物、出发时间及预计到达时间，请接收科室做好准备，选择最佳路线，通知电梯配合转运。

（4）转运前准备：再次确认患者身份，评估病情（主要包括生命体征、意识、呼吸及循环情况等），备好与病情相适宜的仪器；外出检查患者需携带检查申请单；转科患者，由护士填写转科交接单，携带患者病历、影像资料、医保资料、治疗药品以及个人物品等，放置规范。

（5）协助转入科室医师、责任护士安置好患者，做好患者交接。

1）原科室医护人员与目标科室人员共同交接，确认患者身份，转移患者至病床。

2）评估生命体征。

3）对患者病情、现存问题、各类管路、皮肤、用药、物品等进行详细交接。

4）床旁交接完毕后，需双方共同填写门诊患者转科交接单，确认无误后签全名留档。

（6）外出检查：陪检或医护人员协助检查科室完成相应检查。

（7）转运后处理：转运完成后按照规定对可重复使用的器械和物品选择适

宜方法进行清洁消毒,一次性使用医疗用品按医疗废物处理。在转科登记本上或护理记录单上标明患者去向及时间,对整体转运工作进行综合评价。

二、标准化流程(见图 2-6-1)

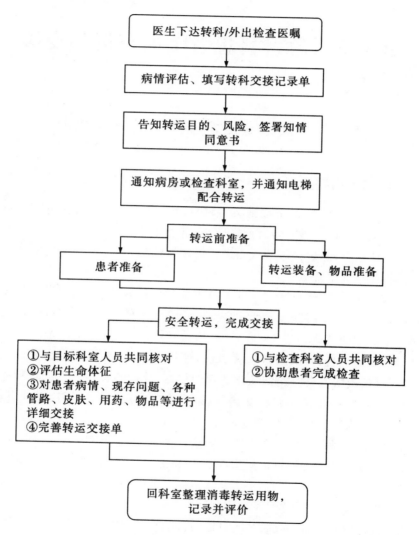

图 2-6-1 急诊普通患者院内转运标准化流程

三、考核指标(见表 2-6-1)

表 2-6-1 急诊普通患者院内转运标准化考核指标

考核指标	目标值	计算公式	责任部门	考核频次
住院患者腕带佩戴率	100%	单位时间内检查佩戴腕带患者数/同一时间内检查患者总数×100%	护理部/病区	季度/月度
重点环节交接合格率	≥95%	单位时间内检查符合要求项目数或分数/同一时间内检查的总项目数或分数×100%	护理部/病区	季度/月度
护理文书书写合格率	≥95%	单位时间内检查符合要求项目数或分数/同一时间内检查的总项目数或分数×100%	护理部/病区	季度/月度

第二节 急诊危重患者院内转运与交接

一、标准化内容

(一)转运前评估

1.病情评估

护士接到患者转科/特殊检查医嘱后,核对医嘱及患者信息,与医生共同评估转运分级,排除转运禁忌证,确定患者是否可以转运。转运禁忌证包括:①心跳呼吸骤停进行心肺复苏者;②有紧急插管指征,但未插管者;③血流动力学不稳定,尚未积极治疗者;④活动或搬运明确会增加风险和危险者。但对于需立即行外科手术干预的急危重症患者,视病情与条件仍可积极转运(见表 2-6-2)。

表 2-6-2 转运分级标准

评估项目	Ⅰ级	Ⅱ级	Ⅲ级
生命体征情况	在生命支持条件下,生命体征不平稳	在生命支持条件下,生命体征相对平稳	在生命支持条件下,生命体征尚平稳
意识状态	昏迷,GCS[①]评分<9 分	轻度昏迷,GCS 评分 9~12 分	GCS 评分>12 分

评估项目	Ⅰ级	Ⅱ级	Ⅲ级
呼吸支持情况	人工气道,呼吸支持条件高: PEEP② ≥8 cmH$_2$O FiO$_2$≥60%	人工气道,呼吸支持条件不高: PEEP<8 cmH$_2$O FiO$_2$<60%	无人工气道,可自主呼吸
循环支持情况	泵入2种及以上血管活性药	泵入1种及以上血管活性药	无须血管活性药
临床主要问题	急性心肌梗死、严重心律失常、严重呼吸困难、反复抽搐、致命性创伤、夹层等	ECG③ 怀疑心肌梗死、非COPD④ 患者 SaO$_2$<90%、外科急腹症、剧烈头痛、严重持续性高热等	慢性病症
转运时间	≥20分钟	≥10分钟,<20分钟	<10分钟

注:① 格拉斯哥昏迷量表(Glasgow coma scale,GCS);② 呼气末正压通气(positive end expiratory pressure,PEEP);③ 心电图(electrocardiogram,ECG);④ 慢性阻塞性肺疾病(chronic obstructive pulmonary disease,COPD)。

2.知情同意

与患者及家属充分沟通,告知转运目的和风险,征得患者或家属的理解同意并签署知情同意书。对于外出检查者,做好检查指导,落实特殊治疗或检查前用药。

3.转运前协调与沟通

(1)急诊转运人员应及时与接收科室沟通,详细告知患者的病情、准备用物、出发时间及预计到达时间,请接收科室做好准备,选择最佳路线,通知电梯配合转运。

(2)如需行辅助检查,转运人员电话告知医技科室,确保患者到达检查室后及时检查。

(二)转运前准备

1.转运人员准备(见表2-6-3)

(1)按照转运分级人员配备标准选定相应的医护人员。

(2)做好转运人员分工,明确职责,熟悉工作流程及应急方案。

(3)选择最佳转运路线,熟知转运过程中途经的能提供抢救设备的科室。

表 2-6-3 转运人员配备标准

人员	Ⅰ级	Ⅱ级	Ⅲ级
医生	急诊工作时间≥2年;急诊住院医师培训1阶段第三年,掌握急救技能:胸外按压、气管插管、除颤、电复律	急诊工作时间≥2年;急诊住院医师培训1阶段第二年,掌握基本急救技能	急诊工作时间≥1年;急诊住院医师培训1阶段第一年,掌握基本急救技能
护士	N3及以上层级或急诊工作时间>6年的护士;熟练使用抢救仪器	N2及以上层级护士;熟练使用抢救仪器	N1层级护士;较熟练使用抢救仪器

2.转运装备、物品准备(见表 2-6-4)

(1)按照转运分级装备配备标准配备相应的仪器设备和药品。

(2)调试并试运行转运仪器设备,及时发现问题并解决问题。

(3)物品准备:病历、检查报告单、X线片、计算机断层扫描(CT)片、磁共振成像(MRI)片、治疗药等。

表 2-6-4 转运装备配备标准

装备	Ⅰ级	Ⅱ级	Ⅲ级
仪器设备	2瓶氧气、转运监护仪、转运呼吸机或PEEP简易呼吸器、口咽气道、2个微量泵、除颤仪、便携式吸痰器、插管用物、穿刺用物	1瓶氧气、转运监护仪、简易呼吸器、口咽气道、1个微量泵、除颤仪(必要时)、穿刺用物	1瓶氧气、指氧仪、简易呼吸器(必要时)、穿刺用物
药品	肾上腺素、多巴胺、胺碘酮、咪达唑仑、利多卡因、阿托品、生理盐水	肾上腺素、咪达唑仑、生理盐水	生理盐水

3.患者准备

出发前按照转运分级再次评估病情(主要包括生命体征、意识、呼吸及循环情况等),备好与病情相适宜的仪器;外出检查患者需携带检查申请单;对于转科患者,护士填写转科交接护理记录单,携带患者病历、检查报告单、影像资料、医保资料、治疗药品以及个人物品等,放置规范。

4.接收方准备

告知接收方患者的病情与生命体征、所用仪器设备、用药情况及到达时间等,使其做好接收患者的准备。

(三)转运时监护

(1)为确保患者安全,医护人员必须各司其职。转运中,医生负责呼吸支持、病情观察、突发事件应对控制,以及把控转运的整体时间;护士保证途中转运安全及路途顺畅,保证用药精准,防止管路滑脱等不良事件的发生。

(2)推送患者时,护士应站在患者头部方位,动态评估其神志、面色、生命体征,保持气道通畅。重视患者主诉,做好心理护理。保证仪器正常工作,力求在最短时间内完成转运工作。

(3)为确保医护人员安全,转运仪器须规范放置,防止被仪器砸伤;同时,在转运途中也要特别注意避让行人,避免不必要的意外事件。

(4)转运过程中,若患者病情加重,根据不同转运级别,按如下原则处理:

1)就地抢救转运分级为Ⅰ级的患者;对转运分级为Ⅱ级的患者,进行初步处理后,如病情平稳可继续转运,否则至临近科室抢救;对于转运分级为Ⅲ级的患者,初步处理后,若病情平稳则继续转运,否则至邻近科室抢救。

2)对于未能检查,需要等待的患者,一般按如下处理原则:转运分级为Ⅰ级的患者,允许等待时间不得超过 5 分钟;转运分级为Ⅱ级的患者,允许等待时间不得超过 10 分钟;转运分级为Ⅲ级的患者,允许等待时间不得超过 20 分钟。

(四)转运交接

1.转科

(1)确认患者身份:腕带、病历、患者本人或家属。

(2)转运科室和接收科室共同将患者安全搬运至病床上。

(3)评估生命体征。

(4)交接患者病情摘要、患者存在的关键问题。

(5)交接各类管路:脑室引流管、人工气道、氧气管道、鼻饲(胃肠减压)管、静脉输液管道、导尿管等。

(6)交接皮肤情况:伤口、压力性损伤。

(7)交接用药情况:正在输入的药物、待使用的药物。

(8)交接物品:检查报告单、X 线片、CT 片、MRI 片、医保资料、病历等。

(9)书面交接:床头交接完毕后,需双方护士共同填写门诊患者转科护理交接记录单,确认无误后签全名留档。

2.外出检查

陪检或医护人员协助检查科室完成相应检查。

(五)转运后处理

转运完成后,按照规定对可重复使用的器械和物品选择适宜的方法进行清洁消毒,一次性使用医疗用品按医疗废物处理。在转科登记本或护理记录单上标明患者去向及时间,对整体转运工作进行综合评价。

二、标准化流程(见图 2-6-2)

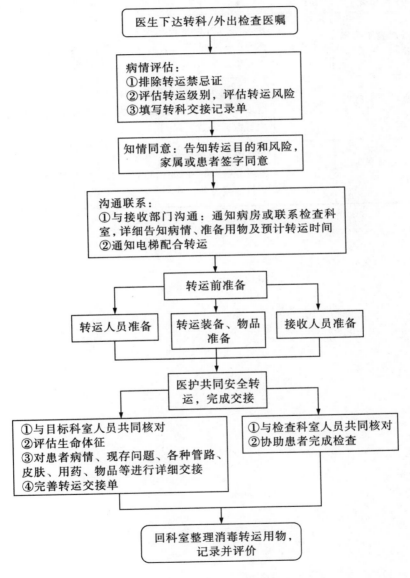

图 2-6-2　急诊危重患者院内转运标准化流程

三、考核指标(见表 2-6-5)

表 2-6-5 急诊危重患者院内转运标准化考核指标

考核指标	目标值	计算公式	责任部门	考核频次
住院患者腕带佩戴率	100%	单位时间内检查佩戴腕带患者数/同一时间内检查患者总数×100%	护理部/病区	季度/月度
重点环节交接合格率	≥95%	单位时间内检查符合要求项目数或分数/同一时间内检查的总项目数或分数×100%	护理部/病区	季度/月度
护理文书书写合格率	≥95%	单位时间内检查符合要求项目数或分数/同一时间内检查的总项目数或分数×100%	护理部/病区	季度/月度

第七章　患者手术交接

第一节　待手术患者病房与手术室交接

一、标准化内容

(1)病房护士提前做好患者与携带物品、药品的准备。

(2)手术室提前电话通知病房接台手术时间。

(3)接手术人员持手术通知单至病房护士站,交接双方共同确认患者病历信息及携带的物品、药品。

(4)应至少同时使用两种及以上的方法确认患者身份,确保患者正确。

(5)转运前确保输注液体的剩余量、使用设备的电量可维持至患者到达手术室。

(6)交接双方共同确认患者身份信息、手术标识、病情和携带用物,无误后在手术交接单上签字。

(7)协助患者安全转移至平车,取舒适卧位;因病情而不宜搬动者,可直接推床前往手术室。

(8)病房护士电话通知电梯人员,安抚患者,将患者送入手术电梯。

(9)转运过程中应防止发生意外伤害,如坠床、非计划性拔管、肢体挤压等。

二、标准化流程(见图 2-7-1)

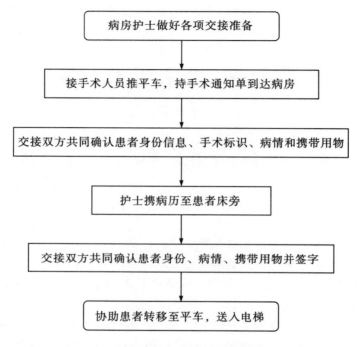

图 2-7-1　待手术患者病房与手术室交接标准化流程

三、考核指标(见表 2-7-1)

表 2-7-1　待手术患者病房与手术室交接标准化考核指标

考核指标	目标值	计算公式	责任部门	考核频次
住院患者腕带佩戴率	100%	单位时间内检查佩戴腕带患者数/同一时间内检查患者总数×100%	护理部/病区	季度/月度
重点环节交接合格率	≥95%	单位时间内检查符合要求项目数或分数/同一时间内检查的总项目数或分数×100%	护理部/病区	季度/月度
护理文书书写合格率	≥95%	单位时间内检查符合要求项目数或分数/同一时间内检查的总项目数或分数×100%	护理部/病区	季度/月度

第二节 患者手术结束返回病房交接

一、标准化内容

(1)病房护士根据患者病情做好各项准备。

(2)患者返回病房,由麻醉护士与病房护士共同确认患者身份信息。

(3)麻醉护士交代麻醉方式和手术名称。

(4)平稳搬运患者至病床,注意保护刀口,预防引流管返流及非计划性拔管,保护患者隐私。与清醒患者保持有效沟通。

(5)根据麻醉方式、意识状况协助患者采取合适卧位。

(6)必要时给予患者氧气吸入,连接监护仪(连接顺序为指脉氧、血压、心电导联)并测量血压。

(7)查看并交接静脉通路及药液,调节适宜的输液速度。

(8)查看并交接各类管路并妥善固定。

(9)查看并交接患者刀口及皮肤情况。

(10)交接患者术中病情、带回药品及物品等。交接完毕,双方在交接单上签字。

(11)在使用监护仪时,应根据医嘱及患者病情设置监护仪报警范围。

(12)完成术后评估,做好各项高风险标识,及时完成护理记录。

(13)向患者及家属做好术后健康教育。

二、标准化流程(见图 2-7-2)

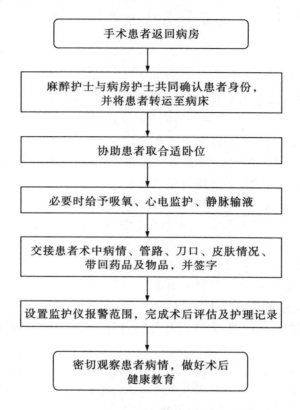

图 2-7-2 患者手术结束返回病房交接标准化流程

三、考核指标(见表 2-7-2)

表 2-7-2 患者手术结束返回病房交接标准化考核指标

考核指标	目标值	计算公式	责任部门	考核频次
住院患者腕带佩戴率	100%	单位时间内检查佩戴腕带患者数/同一时间内检查患者总数×100%	护理部/病区	季度/月度
重点环节交接合格率	≥95%	单位时间内检查符合要求项目数或分数/同一时间内检查的总项目数或分数×100%	护理部/病区	季度/月度

考核指标	目标值	计算公式	责任部门	考核频次
护理文书书写合格率	≥95％	单位时间内检查符合要求项目数或分数/同一时间内检查的总项目数或分数×100％	护理部/病区	季度/月度

第八章　孕产妇及新生儿转运与交接

第一节　待剖宫产孕妇术前交接

一、标准化内容

（1）病房护士需提前做好各项交接准备，如准备完整病历、术中物品及药品，做好术前准备（备皮、导尿、皮试等），查看患者手术标识，执行术前医嘱。

（2）手术室需提前电话通知病房接台手术时间。

（3）严格执行查对制度，接手术人员持手术通知单至病房护士站，与病房护士共同核对患者病历信息，包括姓名、住院号、手术名称、术中物品及所带药品。

（4）病房护士携病历至患者床旁，以反问的方式核对患者姓名。手术室接手术人员将平车推至患者床位。

（5）病房护士与接手术人员双人共同识别患者身份。病房护士根据病历核对患者腕带信息，读出患者姓名、住院号，接手术人员根据手术通知单信息再次读出患者姓名、住院号。

（6）病房护士与接手术人员共同核对其他信息：手术名称、手术标识、禁饮食时间、备皮/肠道准备情况、过敏史、皮试结果、术中带药、首饰/假牙是否摘除、静脉通路/使用仪器情况、胎心状况。

（7）双人再次核对患者姓名、住院号，病房护士在手术交接单上签字并记录交接时间，将病历交予接手术人员。

（8）协助患者安全转移至平车，取舒适卧位，做好各项安全措施，由护士电话通知电梯人员，安抚患者，将患者送入手术电梯。

二、标准化流程(见图 2-8-1)

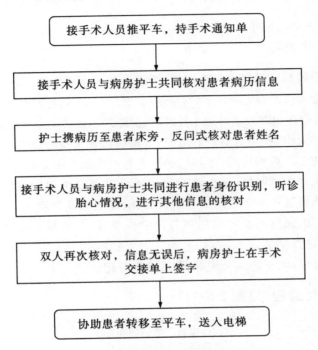

图 2-8-1　待剖宫产孕妇术前交接标准化流程

三、考核指标(见表 2-8-1)

表 2-8-1　待剖宫产孕妇术前交接标准化考核指标

考核指标	目标值	计算公式	责任部门	考核频次
住院患者腕带佩戴率	100%	单位时间内检查佩戴腕带患者数/同一时间内检查患者总数×100%	护理部/病区	季度/月度
重点环节交接合格率	≥95%	单位时间内检查符合要求项目数或分数/同一时间内检查的总项目数或分数×100%	护理部/病区	季度/月度
护理文书书写合格率	≥95%	单位时间内检查符合要求项目数或分数/同一时间内检查的总项目数或分数×100%	护理部/病区	季度/月度

第二节　自然分娩产妇产后交接

一、标准化内容

（1）产妇分娩后需转回产科病房时，产房助产士电话通知产科医护人员。

（2）助产士评估产妇生命体征、宫缩情况、会阴状况、阴道流血状况、产后用药情况，填写转科交接单并检查转运工具性能，保障产妇在转运过程中的安全。

（3）转运过程中，密切观察产妇情况，发现病情变化及时处理。

（4）产妇转至产科病房后，产科病房护士与产房助产士进行交接。

（5）严格执行查对制度，至少同时使用两种患者身份识别方法来确定产妇身份，并询问分娩过程。查看产妇宫缩状况、阴道流血及会阴伤口情况，询问分娩过程中胎盘、胎膜情况及产后用药与化验检查等，并测量生命体征。检查转运交接记录单是否完整。

（6）交接完毕，填写转运交接单，做好交接登记。

二、标准化流程（见图 2-8-2）

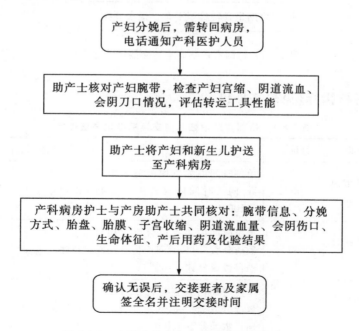

图 2-8-2　自然分娩产妇产后交接标准化流程

三、考核指标(见表 2-8-2)

表 2-8-2 自然分娩产妇产后交接标准化考核指标

考核指标	目标值	计算公式	责任部门	考核频次
住院患者腕带佩戴率	100%	单位时间内检查佩戴腕带患者数/同一时间内检查患者总数×100%	护理部/病区	季度/月度
重点环节交接合格率	≥95%	单位时间内检查符合要求项目数或分数/同一时间内检查的总项目数或分数×100%	护理部/病区	季度/月度
护理文书书写合格率	≥95%	单位时间内检查符合要求项目数或分数/同一时间内检查的总项目数或分数×100%	护理部/病区	季度/月度

第三节 剖宫产产妇术后交接

一、标准化内容

(1)剖宫产术后,产妇需转回产科病房时,由手术室护士电话通知产科医护人员。

(2)手术室护士评估产妇生命体征、宫缩情况、刀口状况、阴道流血状况、产后用药情况,填写转运交接单并检查转运工具性能是否良好,保障产妇转运过程中的安全,由麻醉医师、手术医师、专职转运人员护送产妇回病房。

(3)转运过程中,密切观察产妇情况,发现病情变化及时处理。

(4)严格执行查对制度,至少同时使用两种患者身份识别方法确定产妇身份,协助产妇平稳过床并连接心电监护及吸氧装置。

(5)由手术医师与责任护士共同安置好产妇,并做好交接(病情、手术情况、各类管路、皮肤状况、物品等),查看产妇宫缩状况、阴道流血及腹部伤口情况,询问手术过程中的胎盘、胎膜情况及术中用药情况等。

(6)交接完毕,填写转运交接单,做好交接登记。

二、标准化流程(见图 2-8-3)

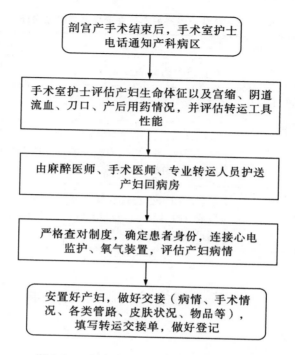

剖宫产手术结束后，手术室护士电话通知产科病区

↓

手术室护士评估产妇生命体征以及宫缩、阴道流血、刀口、产后用药情况，并评估转运工具性能

↓

由麻醉医师、手术医师、专业转运人员护送产妇回病房

↓

严格查对制度，确定患者身份，连接心电监护、氧气装置，评估产妇病情

↓

安置好产妇，做好交接（病情、手术情况、各类管路、皮肤状况、物品等），填写转运交接单，做好登记

图 2-8-3　剖宫产产妇术后交接标准化流程

三、考核指标(见表 2-8-3)

表 2-8-3　剖宫产产妇术后交接标准化考核指标

考核指标	目标值	计算公式	责任部门	考核频次
住院患者腕带佩戴率	100％	单位时间内检查佩戴腕带患者数/同一时间内检查患者总数×100％	护理部/病区	季度/月度
重点环节交接合格率	≥95％	单位时间内检查符合要求项目数或分数/同一时间内检查的总项目数或分数×100％	护理部/病区	季度/月度
护理文书书写合格率	≥95％	单位时间内检查符合要求项目数或分数/同一时间内检查的总项目数或分数×100％	护理部/病区	季度/月度

第四节　产房与产科病房新生儿转运与交接

一、标准化内容

（1）产妇生产或手术后，新生儿需转回产科病房，产房助产士电话通知产科医护人员简单介绍新生儿出生情况，产科病房护士做好相关准备。

（2）产房助产士评估新生儿面色、反应、生命体征等情况，填好转运交接单并检查转运工具性能，保障新生儿在转运过程中的安全。

（3）转运过程中，密切观察新生儿情况，发现病情变化及时处理。

（4）新生儿转至产科病房后，产房助产士与产科病房护士进行新生儿交接。

（5）严格执行查对制度，认真核对新生儿双腕带信息（姓名、住院号、性别、出生日期、出生体重），询问新生儿出生情况。查看出生体重、性别、阿普加（Apgar）评分及出生后检查结果等。检查新生儿转交接单是否完整，包括床号、住院号、母亲姓名、性别、出生时间，新生儿脚印是否清晰。

（6）产科病房护士认真查看新生儿以下方面：

1）头面部：观察头颅大小、形状，有无产瘤、血肿及皮肤破损；检查囟门大小和紧张度，有无颅骨骨折和缺损；巩膜有无黄染或出血点；口腔有无唇腭裂等。

2）颈部：注意颈部对称性、位置、活动范围和肌张力。

3）胸部：观察胸廓形态、对称性，有无畸形；呼吸时是否有肋下缘和胸骨上下软组织下陷。

4）腹部：出生时腹形平软，以后肠管充满气体，腹略膨出。

5）脐带：观察脐带残端有无出血或异常分泌物。

6）脊柱、四肢：检查脊柱、四肢发育是否正常，四肢是否对称，有无骨折或关节脱位。

7）肛门、外生殖器：肛门有无闭锁；外生殖器有无异常，男婴睾丸是否已降至阴囊，女婴大阴唇有无完全遮住小阴唇。

8）肌张力、活动情况：新生儿正常时反应灵敏、哭声洪亮、肌张力正常。

（7）交接完毕，填写转运交接单，做好交接登记。

二、标准化流程(见图 2-8-4)

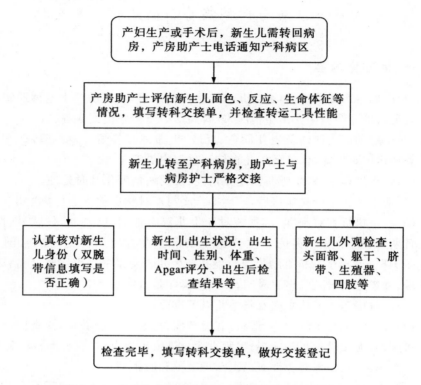

产妇生产或手术后,新生儿需转回病房,产房助产士电话通知产科病区

产房助产士评估新生儿面色、反应、生命体征等情况,填写转科交接单,并检查转运工具性能

新生儿转至产科病房,助产士与病房护士严格交接

认真核对新生儿身份(双腕带信息填写是否正确)

新生儿出生状况:出生时间、性别、体重、Apgar评分、出生后检查结果等

新生儿外观检查:头面部、躯干、脐带、生殖器、四肢等

检查完毕,填写转科交接单,做好交接登记

图 2-8-4　产房与产科病房新生儿转运与交接标准化流程

三、考核指标(见表 2-8-4)

表 2-8-4　产房与产科病房新生儿转运与交接标准化考核指标

考核指标	目标值	计算公式	责任部门	考核频次
新生儿双腕带佩戴率	100%	单位时间内检查佩戴双腕带新生儿数/同一时间内检查新生儿总数×100%	护理部/病区	季度/月度
重点环节交接合格率	≥95%	单位时间内检查符合要求项目数或分数/同一时间内检查的总项目数或分数×100%	护理部/病区	季度/月度

考核指标	目标值	计算公式	责任部门	考核频次
护理文书书写合格率	≥95%	单位时间内检查符合要求项目数或分数/同一时间内检查的总项目数或分数×100%	护理部/病区	季度/月度

第五节　产科与新生儿科转运与交接

一、标准化内容

(1)产科新生儿病情变化时,请新生儿科医师会诊,下达转科医嘱。

(2)产科护士电话通知新生儿科,介绍患儿病情,新生儿科护士做好相关物品及治疗准备。

(3)转科前评估新生儿面色、反应、生命体征、喂养等情况,填写转运交接单并检查转运工具性能,根据病情备齐相应急救物品及药品,由医师或护士及家属陪同转科,保障新生儿在转运过程中的安全。

(4)转运过程中,密切观察新生儿情况,发现病情变化及时处理。

(5)新生儿转至新生儿科后,产科护士与新生儿科护士进行新生儿交接。

(6)严格执行查对制度,认真核对新生儿双腕带信息(姓名、住院号、性别、出生日期、出生体重),交接新生儿疫苗接种及新生儿疾病筛查、出生治疗、病情等。

(7)交接完毕,填写转运交接单,做好交接登记。

二、标准化流程 (见图 2-8-5)

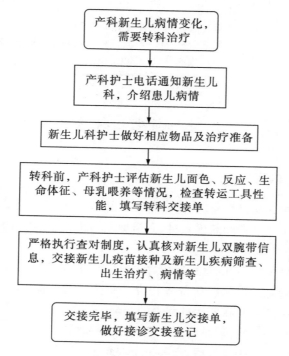

产科新生儿病情变化，需要转科治疗

↓

产科护士电话通知新生儿科，介绍患儿病情

↓

新生儿科护士做好相应物品及治疗准备

↓

转科前，产科护士评估新生儿面色、反应、生命体征、母乳喂养等情况，检查转运工具性能，填写转科交接单

↓

严格执行查对制度，认真核对新生儿双腕带信息，交接新生儿疫苗接种及新生儿疾病筛查、出生治疗、病情等

↓

交接完毕，填写新生儿交接单，做好接诊交接登记

图 2-8-5 产科与新生儿科转运与交接标准化流程

三、考核指标 (见表 2-8-5)

表 2-8-5 产科与新生儿科转运与交接标准化考核指标

考核指标	目标值	计算公式	责任部门	考核频次
新生儿双腕带佩戴率	100%	单位时间内检查佩戴双腕带新生儿数/同一时间内检查新生儿总数×100%	护理部/病区	季度/月度
重点环节交接合格率	≥95%	单位时间内检查符合要求项目数或分数/同一时间内检查的总项目数或分数×100%	护理部/病区	季度/月度
护理文书书写合格率	≥95%	单位时间内检查符合要求项目数或分数/同一时间内检查的总项目数或分数×100%	护理部/病区	季度/月度

第九章　医嘱执行

一、标准化内容

（1）医师下达医嘱，护士应及时处理，原则是先临时后长期，先急后缓。

（2）审核医嘱时，护士逐条核对，无误后保存；对审核过程中发现的明显违反诊疗常规的错误医嘱，护士应及时通知医师进行更改；对于有疑问的医嘱，必须查清确认后方可执行。

（3）医嘱审核、保存完毕，护士打印分类医嘱执行单，必须由两名护士查对无误后按医嘱执行单执行医嘱。

（4）执行医嘱时护士应严格遵照查对制度，至少同时使用两种患者身份识别方法。

（5）对于能有效沟通的患者，同时采用"反问式"姓名核对；对新生儿以及意识不清、语言交流障碍、镇静期间等无法陈述自己姓名的患者，由陪同人员陈述患者姓名。有条件的医院，在执行医嘱时采用 PDA 扫码。

（6）患者手术、分娩或转科后，一律停止术前医嘱或原医嘱，在医嘱单上以红笔画一横线，以示截止，重新下达术后医嘱和转科后医嘱。

（7）护士每班核对医嘱，并有记录。

（8）长期备用医嘱按长期医嘱处理，每执行一次，需要医生下达临时医嘱一次，按临时医嘱执行。

（9）临时医嘱：必须在 24 小时内执行，执行后在临时医嘱执行单上签名并注明执行时间。须由下一班护士执行的临时医嘱，应向有关人员交代清楚，做好标本容器、特殊检查要求（如禁食、术前用药等）的各项准备，并在护理记录中详细记录。如需取消临时医嘱，医生用红笔写明"取消"字样，注明时间和签全名。

（10）口头医嘱

1）只有在抢救、手术等紧急情况下，医师、麻醉师可以下达口头医嘱，在其他情况下不允许执行口头医嘱。

2)护士在执行口头医嘱时,在"抢救记录本"中记录医嘱者姓名、医嘱内容,并复读医嘱内容,经下达医嘱医师确认无误后执行,并记录执行时间、签名,保留用过的空安瓿,经两人核对后方可弃去。抢救结束后于 6 小时内补录医嘱,执行者签全名及执行时间,执行时间为抢救当时的时间。

二、标准化流程(见图 2-9-1、图 2-9-2、图 2-9-3)

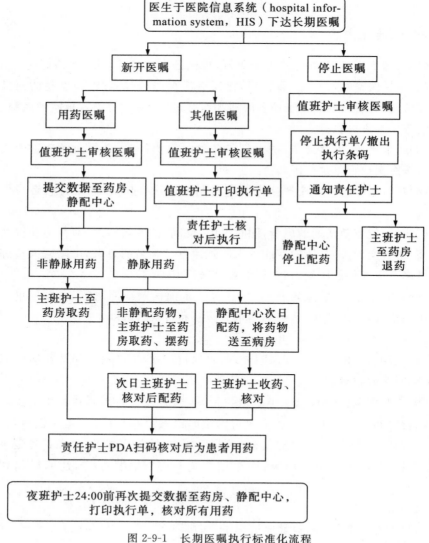

图 2-9-1　长期医嘱执行标准化流程

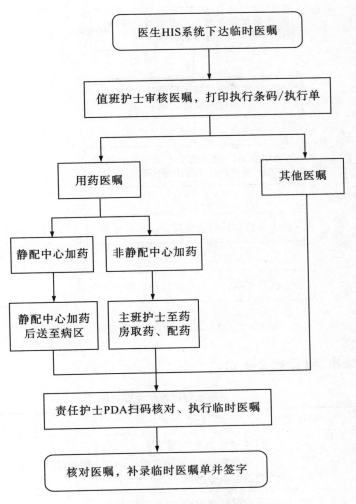

图 2-9-2　临时医嘱执行标准化流程

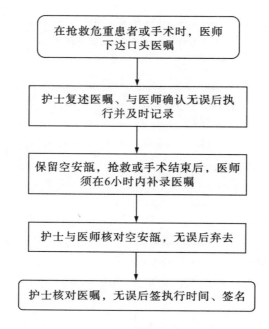

图 2-9-3　口头医嘱执行标准化流程

三、考核指标 (见表 2-9-1)

表 2-9-1　医嘱执行标准化考核指标

考核指标	目标值	计算公式	责任部门	考核频次
患者特殊饮食种类正确率	100%	单位时间内检查符合要求项目数或分数/同一时间内检查的总项目数或分数×100%	护理部/病区	季度/月度
用药错误	0 例	单位时间内给药错误（如给药对象、种类、途径、剂量、时间、间隔等以上一种及以上错误或给药遗漏）例次数	护理部/病区	季度/月度
输血错误	0 例	单位时间内输血错误（输血对象、血型、剂量、种类、血袋号等一种及以上错误）例次数	护理部/病区	季度/月度
护理文书书写合格率	≥95%	单位时间内检查符合要求项目数或分数/同一时间内检查的总项目数或分数×100%	护理部/病区	季度/月度

第十章　健康教育

一、标准化内容

(1)医务人员在提供诊疗护理服务的同时,还需要提供适宜的健康宣教服务。

(2)健康教育应先评估患者及家属的学习需求及接受能力,由护理人员、患者及患者家属共同完成。

(3)各科室及门诊应根据科室专科特色,制作健康教育宣传栏、宣传册、视频等,定期以各种形式向患者及家属进行健康教育。

(4)每月至少召开一次护患沟通座谈会,征求患者及家属的意见。

(5)健康教育要讲究实效,做到评估、计划、措施、评价相结合,达到患者及家属能真正掌握的目的。

(6)对住院患者开展健康教育,覆盖率应达 100%。

(7)住院患者健康教育的内容和形式:

1)健康教育内容

①入院教育:a.医护人员介绍:科主任、护士长、主管医师、责任护士。b.介绍医院的规章制度:包括陪护管理、作息时间、查房时间、身份识别、腕带管理、垃圾分类收集管理,住院期间患者不能擅自离院,不得使用自购药品等。c.介绍医院环境:呼叫器、床栏、摇床把及床头灯的使用,开水间、微波炉、卫生间的使用,护士站、医生办公室、消防安全通道等的位置,住院费用查询及缴费方法。d.安全宣教:禁止吸烟、使用明火及外接电源,禁止使用充电设备、家用电器;贵重物品的保管等安全注意事项。e.防止患者意外伤害及高危风险告知宣教:跌倒、走失、烫伤、误吸窒息、压力性损伤、静脉血栓等。f.掌握标本留取、常规检查目的及注意事项。

②住院期间教育:a.讲解诊疗活动的一般常识及配合要点。b.讲解疾病及用药相关知识。c.特殊检查治疗目的、注意事项及配合要点。d.手术前后教育:

向患者及家属讲解手术流程及术前术后配合注意事项；术前准备的内容及目的；安慰鼓励患者，减轻其焦虑恐惧心理；讲解术后卧位要求、引流管保护、减轻疼痛和不适的方法；进食时间和饮食种类；活动时间及注意事项等。e.康复指导，心理健康等相关教育。

③出院教育：a.出院后饮食、活动、休息的要求及注意事项。b.用药指导。c.保持心理健康的方法及重要性。d.康复治疗及护理方法。e.复诊时间及专家安排，预约复诊方式。f.病案复印及邮寄方法。

④出院随访：采用电话、信息平台等形式，掌握患者出院后对出院医嘱、健康生活方式、按时复查等方面的执行情况，并适时加以指导。

2）健康教育形式

①个体指导：内容包括一般卫生知识，如个人卫生、公共卫生、饮食卫生，常见病、多发病、季节性传染病的防病知识，急救、妇幼卫生、婴儿保健、计划生育等知识。在护理患者时，结合病情、家庭情况和生活条件等做具体指导。

②集体讲解：定期举办健康讲堂、家属课堂，门诊患者可利用候诊时间，住院患者根据作息时间，采取集中讲解、示范、模拟操作相结合及播放电视录像等形式进行。

③文字宣传：建立宣传栏、宣传展板、宣教图册、文件夹等，标题醒目，通俗易懂，图文并茂。

④展览：如应用图片或实物展示，内容应定期更换。

⑤网络宣传：微信公众号、网络平台或多媒体等，内容应及时推送、更新。

二、标准化流程（见图 2-10-1）

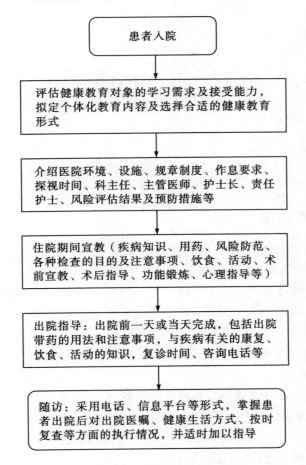

图 2-10-1　健康教育标准化流程

三、考核指标（见表 2-10-1）

表 2-10-1　健康教育标准化考核指标

考核指标	目标值	计算公式	责任部门	考核频次
健康教育落实率	≥95%	单位时间内检查符合要求项目数或分数/同一时间内检查的总项目数或分数×100%	护理部/病区	季度/月度

第十一章　护理会诊

第一节　一般护理会诊

一、标准化内容

（1）若临床护理人员在病情稳定患者的护理过程中，遇到超出本科室护理范围和处置能力的护理问题，且评估可择期处置时，申请普通会诊。在急危重症患者的护理过程中，遇到超出本科室护理范围和处置能力的护理问题，且经评估可能随时危及生命，需要其他科室紧急协助及参与抢救时，申请急会诊。

（2）申请病区按要求填写并发送《护理会诊申请单》，由护士长或责任护士电话联系会诊科室。

（3）申请病区会诊前应做好各种资料准备，会诊时报告病情，会诊后将会诊情况记录于护理记录单上并认真落实会诊意见。

（4）普通会诊人员接到会诊通知后应在 24 小时内完成会诊，急会诊应遵循 10 分钟到位原则。会诊时，需告知病区护士长或责任护士会诊意见，认真填写会诊记录，签字，在病历内存档，定期随访。

二、标准化流程(见图 2-11-1)

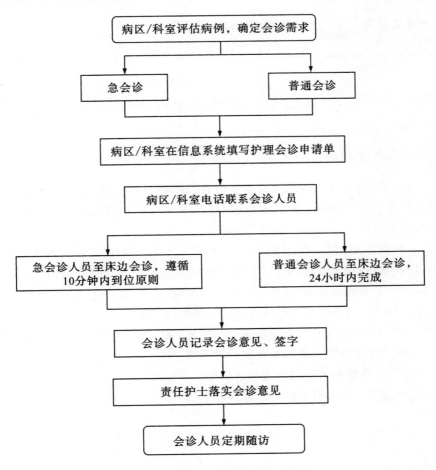

图 2-11-1　一般护理会诊标准化流程

三、考核指标(见表 2-11-1)

表 2-11-1　一般护理会诊标准化考核指标

护理会诊及时率	目标值	计算公式	责任部门	考核频次
10 分钟会诊完成率	≥95%	规定时间内会诊完成例次/月度(季度)会诊总例次×100%	护理部/病区	季度/月度

护理会诊及时率	目标值	计算公式	责任部门	考核频次
24 小时会诊完成率	≥95%	规定时间内会诊完成例次/月度（季度）会诊总例次×100%	护理部/病区	季度/月度

第二节　护理多学科会诊

一、标准化内容

（1）当临床护理人员在疑难、危重患者的护理过程中遇到多学科、多系统、疑难复杂的护理问题时，由所在病区/科室护士长向护理部提出多学科会诊（multi-disciplinary treatment，MDT）申请。

（2）护理部对病区/科室提出的申请进行审核，确定病例是否适合开展MDT护理会诊；如需开展，护理部48小时内成立MDT小组组织开展会诊。

（3）MDT涵盖危重症、呼吸治疗、糖尿病、老年、肿瘤、静脉治疗、康复、VTE预防、伤口造口、血液净化等护理专科领域的护理专家。

（4）MDT后，会诊小组专家形成会诊意见，确定护理措施，填写会诊记录。

（5）申请科室按照会诊意见落实护理措施。

（6）MDT小组专家定期跟进护理措施的落实效果。

（7）护理部一周内对实施效果进行评价。

二、标准化流程（见图 2-11-2）

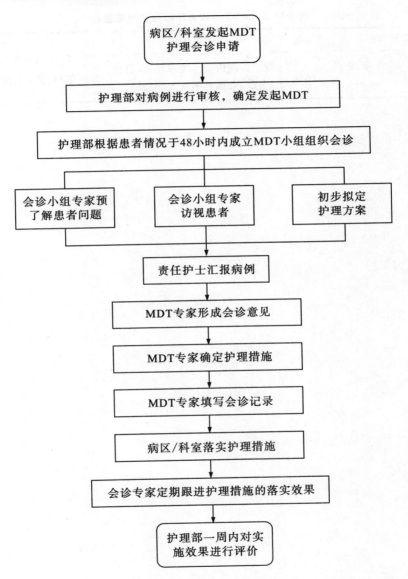

图 2-11-2　护理多学科会诊标准化流程

三、考核指标(见表 2-11-2)

表 2-11-2　MDT 护理会诊标准化考核指标

考核指标	目标值	计算公式	责任部门	考核频次
48 小时会诊完成率	≥95%	规定时间内会诊完成例次/月度(季度)会诊总例次×100%	护理部/病区	季度/月度

第十二章　护理记录书写

第一节　一般护理记录单书写

一、标准化内容

（1）护理记录单是注册护士用于记录患者病情变化、护理措施与效果，以及特殊诊疗与特殊事件等内容的护理文件。记录内容包括患者姓名、科别、住院号、床号、页码、记录日期和时间、病情观察、护理措施和效果、护士签名等。

（2）护士记录一般记录单要及时、表达准确、标点正确、字迹清晰。使用中文书写，通用的外文缩写和无正式中文译名的内容可以使用外文。

（3）患者入院记录要体现专科内涵，需记录患者入院宣教、用药指导、疾病相关知识指导及饮食指导等内容。

（4）记录频次：各医院可依据各省、本院的规定及患者病情确定记录频次。

（5）护理记录内容应当根据相关专科护理特点，在病情栏内如实记录病情观察情况、采取的护理措施和实际效果，注意关注患者的饮食、睡眠变化。

（6）医嘱需记出入量时，入量包括每日的饮水量、食物含水量、输液量、输血量等；出量主要为尿量，其次包括大便量、呕吐量、咯血量、胃肠减压量、腹腔抽出液量、各种引流量、超滤量、脱水量、伤口渗出量、汗液等。

（7）手术患者应在手术当日及次日每班次记录患者状况。术前一日应详细记录手术术前准备及注意事项，术后当天应记录患者返回病房时间、麻醉方式、手术名称以及患者生命体征、意识、刀口状况、引流状况等。

（8）护士长定期审核一般护理记录单并签字。

二、标准化流程(见图 2-12-1)

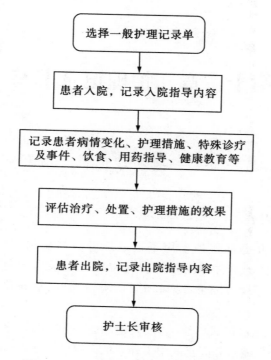

图 2-12-1　一般护理记录单书写标准化流程

三、考核指标(见表 2-12-1)

表 2-12-1　一般护理记录单书写标准化考核指标

考核指标	目标值	计算公式	责任部门	考核频次
护理文书书写合格率	≥95%	单位时间内检查符合要求项目数或分数/同一时间内检查的总项目数或分数×100%	护理部/病区	季度/月度

第二节 危重患者护理记录单书写

一、标准化内容

(1)医嘱"病危"或"病重"的患者,均需填写危重患者护理记录单。

(2)护士记录危重患者护理记录单要及时、表述准确、标点正确、字迹清晰。使用中文书写,通用的外文缩写和无正式中文译名的内容可以使用外文。

(3)危重患者护理记录应当根据医嘱、相应专科的护理特点和病情变化进行动态记录,日期和时间用阿拉伯数字书写,采用 24 小时制,记录时间应具体到分钟。

(4)危重患者护理记录填写项目包括眉栏、病情记录等观察记录内容、护士签名、页码、护士长签名等。

(5)记录频次:按照国家相关法律法规、国家卫健委《病历书写基本规范》及各省病历书写规范执行。

(6)危重患者护理记录单记录要体现护理内涵,按相应要求对各项风险进行评估。

(7)准确记录出入量,按时总结 24 小时出入量。

(8)因抢救急危患者未能及时书写护理记录,护士应在抢救结束后 6 小时内据实补记,并注明补记时间,补记时间应具体到分钟;补记内容完毕后,另起一行注明补记时间后签全名。

(9)护士长定期审核危重护理记录单并签字。

二、标准化流程(见图 2-12-2)

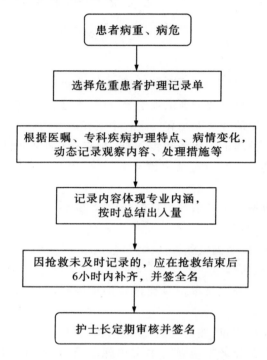

图 2-12-2　危重患者护理记录单书写标准化流程

三、考核指标(见表 2-12-2)

表 2-12-2　危重患者护理记录单书写标准化考核指标

考核指标	目标值	计算公式	责任部门	考核频次
护理文书书写合格率	≥95%	单位时间内检查符合要求项目数或分数/同一时间内检查的总项目数或分数×100%	护理部/病区	季度/月度

第十三章　患者出院

一、标准化内容

（1）医生下达出院医嘱，值班护士审核出院医嘱，整理患者病历，核对住院费用，责任护士发放出院所带药物，通知患者或家属办理出院手续。

（2）责任护士做好出院指导，主管医师、责任护士及护士长征求患者及家属对医院和护理工作的意见和建议，指导患者（家属）完成满意度调查。

（3）核实住院处出院结算凭证后，责任护士协助患者整理物品，去除腕带，清点病房用物，并送患者至门口（或电梯口）。

（4）整理床单元并进行终末消毒。

（5）完善护理文书，按照规定存档管理。

二、标准化流程(见图 2-13-1)

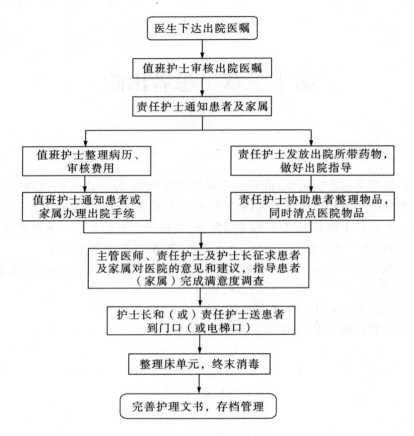

医生下达出院医嘱

值班护士审核出院医嘱

责任护士通知患者及家属

值班护士整理病历、审核费用

责任护士发放出院所带药物,做好出院指导

值班护士通知患者或家属办理出院手续

责任护士协助患者整理物品,同时清点医院物品

主管医师、责任护士及护士长征求患者及家属对医院的意见和建议,指导患者(家属)完成满意度调查

护士长和(或)责任护士送患者到门口(或电梯口)

整理床单元,终末消毒

完善护理文书,存档管理

图 2-13-1　患者出院标准化流程

三、考核指标(见表 2-13-1)

表 2-13-1　患者出院标准化考核指标

考核指标	目标值	计算公式	责任部门	考核频次
住院患者满意度	逐步提高	(调查问卷总得分/调查问卷总分×份数)×100%	护理部/病区	季度/月度
健康教育落实率	≥95%	单位时间内检查符合要求项目数或分数/同一时间内检查的总项目数或分数×100%	护理部/病区	季度/月度

第三篇

护理技术标准化

护理技术是护理人员在护理工作中所采取的理性的、感性的、付诸实践的行为，是护士专业能力的重要组成部分，也是护士从事护理专业工作的必备条件和基本功。建立具有推广及应用价值的标准化护理技术操作标准及流程，对促进护理教学的实施，培养高能力的实用型护理人才具有现实意义；实施基于循证的标准化护理技术操作流程有利于提高护理教学效果，有利于临床和教学的同步发展，有利于教学与评价的统一；能有效减少操作并发症及医源性伤害的发生，对控制院内感染，提高临床护理质量，提升患者就医体验具有积极作用。本章选取临床护理工作中较为常见的十六项护理技术操作进行标准化阐述，旨在对医院标准化工作的实施起指导作用。

第一章　静脉给药护理

一、标准化内容

(1)给药前告知患者操作目的、药物名称及注意事项,取得合作。

(2)评估患者状况,包括患者病情、基本信息,如性别、年龄、饮食、饮酒、过敏史、给药史、不良反应史等具体资料,心理状态和认知能力,感知觉与沟通,情绪问题,精神行为问题,日常生活与社会参与能力,注射部位皮肤情况,有无静脉通路及通畅情况。

(3)严格执行无菌操作原则和查对制度,给药前需双人核对医嘱和药品信息。

(4)在静配中心或治疗室进行配药,静脉用药需现用现配,注意配伍禁忌。

(5)根据患者病情、治疗方案、血管状况等选择合适的静脉通路,给药前先进行冲管,确保管路通畅,无静脉通路者应先建立合适的静脉通路。

(6)每次只能为一位患者执行静脉给药,防止差错。如患者因故不能及时用药,应通知医生,将药液妥善处置,并做好记录和交接班。

(7)根据医嘱或患者病情、药物性质、配伍禁忌等合理安排静脉给药的顺序,必要时在两药液之间使用生理盐水或葡萄糖冲管。

(8)根据病情、年龄及药物性质调节给药的速度。

(9)进行正确的给药指导,如药物的作用、不良反应以及给药后注意事项等。

(10)加强巡视,严密观察患者的病情变化,观察局部组织有无肿胀,严防药物外渗,观察有无发热、过敏、恶心、呕吐、静脉炎等不良反应,加强与患者的沟通。

(11)动态评价药物疗效和不良反应(adverse reaction,ADR),及时与医师、药师沟通并做好记录。

(12)给药完毕,根据静脉通路种类给予冲管、封管或拔针。

二、标准化流程(见图 3-1-1)

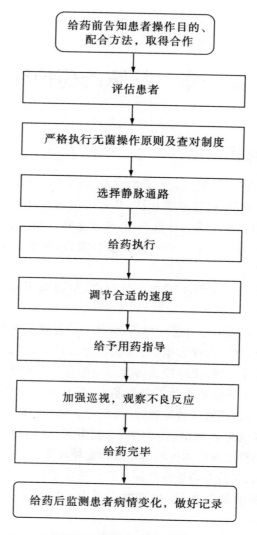

图 3-1-1　静脉给药标准化流程

三、考核指标（见表 3-1-1）

表 3-1-1　静脉给药标准化考核指标

考核指标	目标值	计算公式	责任部门	考核频次
查对流程落实率	100%	单位时间内检查符合要求项目数或分数/同一时间内检查的总项目数或分数×100%	护理部/病区	季度/月度
用药错误	0（例）	单位时间内给药错误（如给药对象、种类、途径、剂量、时间、间隔等以上一种及以上错误或给药遗漏）例次数	护理部/病区	季度/月度
预防静脉炎措施落实率	≥95%	单位时间内检查符合要求项目数或分数/同一时间内检查的总项目数或分数×100%	护理部/病区	季度/月度

第二章　口服给药护理

一、标准化内容

（1）严格执行查对制度，用药前需双人核对医嘱和药品信息，确保给药正确。

（2）告知患者操作目的、药物名称、注意事项、配合方法，取得合作。

（3）评估患者状况，包括患者基本信息，如性别、年龄、过敏史、用药史、不良反应史等具体资料，心理状态和认知能力，感知觉与沟通能力，情绪问题，精神行为问题，日常生活与社会参与能力，评估吞咽功能状况、有无口腔或食管疾病、有无恶心呕吐等，喂养管管路通畅情况等。

（4）根据评估情况准备药品和物品。药物需磨成粉状时，应以药袋包裹药物，将药品压碎。药物需要切割时需使用切药器。服用针剂或者水剂药物、小儿服药时需准备注射器或者量杯。

（5）服用麻醉或第一类精神药品时，需两人核对无误后，协助患者服下并登记。

（6）解释用药的目的和注意事项，根据药物特性进行正确的用药指导。

（7）每次只取一位患者的药物，防止错漏。确保服药到口。如患者因故暂不能服药，应暂不发药，并做好记录和交接班。

（8）注意患者服药后有无呕吐，如有呕吐，汇报医生，视情况决定是否补服。

（9）给药后注意监测患者的病情变化，动态评价药物疗效和不良反应，及时与医师、药师沟通，并做好记录。

二、标准化流程(见图 3-2-1)

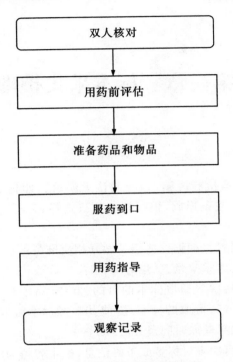

图 3-2-1　口服给药标准化流程

三、考核指标(见表 3-2-1)

表 3-2-1　口服给药标准化考核指标

考核指标	目标值	计算公式	责任部门	考核频次
查对流程落实率	100%	单位时间内检查符合要求项目数或分数/同一时间内检查的总项目数或分数×100%	护理部/病区	季度/月度
口服给药错误例次数	0(例)	单位时间内口服给药错误(如给药对象、种类、途径、剂量、时间、间隔等以上一种及以上错误或给药遗漏)例次数	护理部/病区	季度/月度

第三章　标本采集护理

一、标准化内容

（1）医生开出标本检验医嘱，护士确认无误后打印标签（含科室、床号、姓名、标本类型等信息）或条形码，根据检验项目选择相应的标本容器，标本容器外贴标签或条形码。

（2）评估患者的情况，根据评估结果做好相应准备。根据检验项目、检验目的及患者情况确定标本采集量、采集时间、采集方法等。

（3）向患者及家属解释留取标本的目的、方法、临床意义、注意事项及配合要点等；对于需患者自行留取的标本，应使其掌握标本留取的方法、量、送检时间、送检地点、检验结果获取时间及方法等。

（4）采集标本前再次查对标签或条码信息、标本容器与检验项目是否一致，根据患者身份识别流程确认患者身份，确认无误后进行采集。

（5）标本采集过程中应严格执行无菌操作原则和相应的技术流程，确保标本采集正确，检验结果正确、可靠。一次只能采集一位患者的标本，禁止同时采集两位及两位以上患者的标本。同一患者检测血型及交叉配血需要分次采集标本（急诊抢救除外）。

（6）采集标本后应再次核对患者身份，检查标本是否正确、容器是否匹配、标本质量是否合格等。

（7）及时送检，以免影响检验结果。对于特殊标本（如动脉血气分析标本等），应注明采集时间并立即送检。

（8）追踪检验结果，检验结果返回后及时通知医生、患者及家属，根据检验结果及医嘱做好相应的处置。

二、标准化流程(见图 3-3-1)

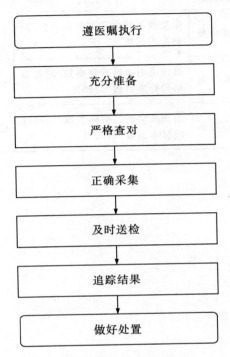

图 3-3-1　标本采集标准化流程

三、考核指标(见表 3-3-1)

表 3-3-1　标本采集标准化考核指标

考核指标	目标值	计算公式	责任部门	考核频次
查对流程落实率	100%	单位时间内检查符合要求项目数或分数/同一时间内检查的总项目数或分数×100%	护理部/病区	季度/月度
标本类型错误率	逐步降低	标本类型不符合要求的标本数/同期标本总数×100%	检验科/病区	季度/月度
标本容器错误率	逐步降低	采集容器不符合要求的标本数/同期标本总数×100%	检验科/病区	季度/月度

续表

考核指标	目标值	计算公式	责任部门	考核频次
标本采集量错误率	逐步降低	采集量不符合要求的标本数/同期标本总数×100％	检验科/病区	季度/月度
血培养污染率	逐步降低	被污染的血培养标本数/同期血培养标本总数×100％	检验科/病区	季度/月度
抗凝标本凝集率	逐步降低	出现凝集的抗凝标本数/同期抗凝标本总数×100％	检验科/病区	季度/月度

第四章　翻身护理

一、标准化内容

（1）翻身前向患者及家属解释操作的目的、注意事项及配合要点。

（2）翻身前全面评估患者病情，评估患者的年龄、体重、病情、生命体征、疼痛、心功能、四肢肌力、心理状况及合作程度。术后患者翻身还需评估手术部位、切口敷料、引流管引流等情况。观察患者排痰状况，翻身前按需吸痰，避免由于翻身时的重力作用使痰液移动而导致窒息。

（3）根据患者体型及病情需要选择单人、双人或三人翻身法。移动患者时的动作应轻、稳，不可拖、拉、拽，以免擦伤皮肤。应将患者身体稍抬起后再行翻身。多人配合操作时，应注意动作协调一致，保证患者安全。利用轴线翻身法翻身时，要维持躯干的正常生理弯曲，避免翻身时脊柱错位而损伤脊髓。

（4）翻身时密切关注患者的生命体征，注意保暖并防止其坠床。对于清醒患者，注意与其沟通交流，指导患者参与配合。

（5）注意导管安全，若患者身上有各种导管或输液装置，应先将导管安置妥当，翻身后仔细检查导管是否脱落、移位、扭曲、受压，以保持管路通畅。

（6）翻身后保持床单位平整、干燥，患者皮肤清洁、体位舒适，肢体处于功能位。按需放置软枕，应符合病情需要。对于使用气垫床的患者，保持气垫床充盈良好。

（7）根据患者病情及皮肤受压情况确定翻身间隔时间。压力性损伤高危患者需建立翻身卡，至少每 1～2 小时翻身一次，记录翻身时间及受压部位的皮肤及血运情况并做好交接班。

（8）严格执行交接班制度，密切关注皮肤情况。

二、标准化流程(见图 3-4-1)

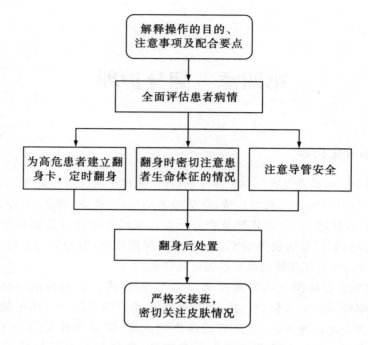

图 3-4-1　患者翻身护理标准化流程

三、考核指标(见表 3-4-1)

表 3-4-1　患者翻身护理标准化考核指标

考核指标	目标值	计算公式	责任部门	考核频次
住院患者 2 期及以上院内压力性损伤发生率	逐步降低	住院患者 2 期及以上院内压力性损伤新发病例数/同期出院患者总人次×100%	护理部/病区	季度/月度

第五章　有效排痰护理

一、标准化内容

(1)全面评估患者,有效排痰前需向患者及家属解释操作目的、注意事项及配合要点。

(2)有效排痰的主要方法

1)气道湿化:适用于痰液黏稠不易咳出者,包括湿化治疗和雾化治疗两种方法。

2)缩唇呼吸:用鼻吸气,缩唇呼气,以引发咳嗽反射。

3)有效咳嗽:患者取坐位或半卧位,屈膝,上身前倾。对于有伤口者,护士应将双手压在伤者伤口的两侧,缓慢深呼吸数次后,深吸气至膈肌完全下降,屏气数秒,然后进行2～3声短促有力的咳嗽,缩唇将余气尽量呼出,循环做2～3次,休息或正常呼吸几分钟后可重新开始。

4)叩背:叩击者手指弯曲并拢,呈空杯状(可用排痰杯),从肺底起自下而上、由外向内、由轻到重,有节律地叩击(背部从第十肋间隙往上、胸部从第六肋间隙向上叩击至肩部),注意避开乳房、心前区和骨突(脊椎、胸骨、肩胛骨),力度以患者不感觉疼痛为宜。每个肺叶反复叩击2～3分钟为宜,每分钟120～180次。叩背宜安排在餐后2小时至餐前30分钟。叩背时观察患者的生命体征、疼痛情况及引流液的颜色、性质、量。

5)体位引流:改变患者体位,使分泌物流入大气道,便于咳出。宜在餐前1～2小时或餐后2小时进行。

6)适当活动:在病情许可情况下,增加患者活动量,以利于痰液松动。

(3)操作后协助患者排痰,观察痰液颜色、性质、量,需要时留取痰培养,听诊肺部呼吸音及啰音变化。

(4)询问患者感受,再次评估患者生命体征并做好记录。

二、标准化流程(见图 3-5-1)

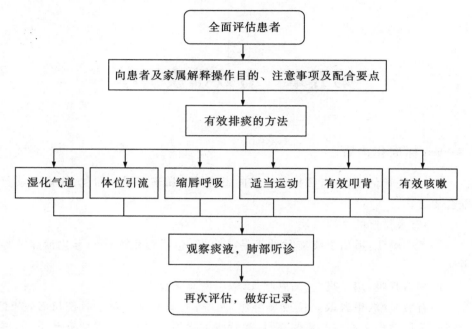

图 3-5-1　有效排痰标准化流程

三、考核指标(见表 3-5-1)

表 3-5-1　有效排痰标准化考核指标

考核指标	目标值	计算公式	责任部门	考核频次
有效排痰护理措施落实率	≥95%	单位时间内检查符合要求项目数或分数/同一时间内检查的总项目数或分数×100%	护理部/病区	季度/月度

第六章 留置尿管护理

一、标准化内容

（1）评估留置尿管的适应证。向患者和家属详细介绍关于留置导尿管的相关知识，包括留置导尿管的重要性和必要性，提高患者的依从性和配合度。

（2）严格执行无菌操作原则及操作技术规范，正确执行手卫生。

（3）导尿管的选择：根据患者年龄、性别、尿道情况等选择合适型号、材质的导尿管。在患者不漏尿的前提下选择最小型号的导尿管，并与集尿袋相匹配。对于需要长期留置导尿管的患者，尽量选择对尿道刺激小的全硅胶导尿管，以减少泌尿道黏膜的损伤。

（4）妥善固定导尿管：插入导尿管后，向气囊注入 10～15 mL 的无菌液体，轻拉尿管以确认尿管处于妥善的内固定；同时，对留置导尿管进行妥善的外固定，采用高举平台法将尿管固定于大腿内侧或下腹部，尿管活动空间≥2 cm，防止牵拉损伤尿道黏膜；患者改变体位时，须调整集尿袋的位置，重新固定导尿管及引流装置；对于烦躁、意识障碍患者，可使用保护性约束预防拔管。

（5）保持引流系统的密闭性：尽量避免频繁更换集尿袋及打开引流系统留取中段尿的操作；需清空集尿带时使用专用的容器倾倒尿液，避免尿液出口接触容器边缘，转运患者前应排空集尿袋；一旦无菌状态被打破、接头（连接）处断开或尿液漏出，应使用无菌方法更换导尿管的引流装置。

（6）保持引流通畅：避免导尿管受压、扭曲、堵塞等，集尿袋应低于膀胱水平，集尿袋排尿端不接触地面或尿壶以避免污染；患者离床活动时，尿袋应妥善安置，避免牵拉或挤压；搬运患者时，夹闭尿管，防止尿液逆流，妥善安置患者后及时打开尿管以保持引流通畅。

（7）日常护理：根据病情指导患者每日饮水 2000～3000 mL，尿量维持在 2000 mL 以上，以达到自然冲洗尿道的目的；留置尿管期间，应每日洗澡或使用非消毒液（如温开水、生理盐水）清洁会阴和导尿管表面，保持清洁；留置尿管时间超过 3 天者,宜持续夹闭,定时开放;长期留置导尿管者,根据产品说明书更换导尿管和集尿袋;留置尿管期间不常规进行膀胱冲洗,如尿液浑浊、沉淀、有结晶,可遵医嘱进行膀胱冲洗。

(8)标本留取:使用无菌技术留取尿液标本。留取少量标本进行微生物病原学检测时,应消毒导尿管后使用无菌注射器抽取尿液标本并送检;留取大量尿标本时,可采用无菌方法从集尿袋中获取尿液;长期留置尿管者应定期监测尿常规,并维持尿液 pH 值为 5~6,以预防 CAUTI 的发生。

(9)健康宣教:留置尿管后,向患者和家属详细讲解日常注意事项,预防非计划拔管和导管相关尿路感染。

(10)尽早拔管:严格掌握留置导尿的指征,每日评估留置导尿管的必要性,不需要时尽早拔除导尿管。拔管前,无须夹闭导尿管。

二、标准化流程(见图 3-6-1)

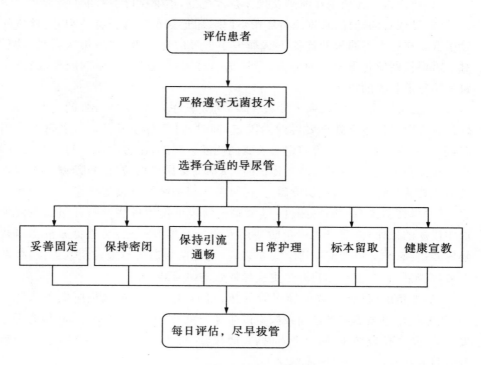

图 3-6-1　留置导尿标准化流程

三、考核指标(见表 3-6-1)

表 3-6-1　留置导尿标准化考核指标

考核指标	目标值	计算公式	责任部门	考核频次
导管护理措施落实率	≥95%	单位时间内检查符合要求项目数或分数/同一时间内检查的总项目数或分数×100%	护理部/病区	季度/月度
导尿管非计划拔管率	逐步降低	导尿管非计划拔管例次数/同期导尿管留置总日数×1000‰	护理部/病区	季度/月度
导尿管相关尿路感染发生率	逐步降低	留置导尿管患者中尿路感染例次数/同期患者导尿管留置总日数×1000‰	护理部/病区	季度/月度

123

第七章 膀胱造瘘管护理

一、标准化内容

（1）严格执行无菌原则及操作技术规范，正确执行手卫生。

（2）妥善固定造瘘管：贴近膀胱造瘘腹壁出口，用 2 cm 医用胶布缠绕造瘘管，便于观察引流管是否移位，在管路末端 5～10 cm 处贴标识。患者翻身或下床活动时，做好防护，防止管路滑脱。

（3）保持引流通畅：间断轻柔挤压造瘘管，以促进沉淀物排出，发生管路堵塞时遵医嘱冲管。观察患者有无膀胱刺激征、尿液引流不畅或漏尿症状，如发热、腹痛、腹胀、血尿或造瘘管周围漏尿等，应及时通知医生。

（4）训练膀胱功能：在病情允许的情况下夹闭造瘘管，每隔 2～3 h 放尿 1 次，以膀胱胀感为准，如有急胀感可即时开放。夜间可保持造瘘管开放，以免憋尿太多使尿液从尿管旁流出或影响睡眠。

（5）预防感染：放置造瘘管和集尿袋时，要低于膀胱水平，需清空集尿袋时应及时放尿，以防止发生逆行感染。根据产品说明书更换造瘘管和集尿袋，更换集尿袋时需严格消毒造瘘管与集尿袋连接处。观察造瘘口处皮肤黏膜有无红肿，敷料有无异味。造瘘口有分泌物时，每日用碘伏棉球进行 2 次造瘘口消毒，以造瘘口为中心，自内向外约 15 cm 为消毒范围，同时消毒距造瘘口 10 cm 内的造瘘管。若造瘘口处皮肤黏膜有红肿，应及时遵医嘱处理。

（6）日常护理：观察膀胱造瘘引流液的颜色、性质、量及气味，遵医嘱记录尿量。对于尿潴留的患者，首次放尿应缓慢，不超过 1000 mL，避免迅速排空膀胱导致血尿、虚脱。根据病情指导患者每日饮水 2000～3000 mL，尿量维持在 2000 mL 以上，以达到自然冲洗尿道的目的，留置尿管期间不常规进行膀胱冲洗。保持大便通畅，避免便秘加重膀胱痉挛和漏尿。观察患者有无造瘘管及血块刺激导致的膀胱痉挛症状，如尿频、尿痛、排尿用力及耻骨上区疼痛，必要时遵医嘱应用解痉药、低压膀胱冲洗或调整造瘘管位置。

（7）健康教育：需长期留置膀胱造瘘管者，出院后每 4 周更换一次尿管，每周更换一次引流袋，以防尿垢沉着，影响尿液引流、继发感染和结石。居家时保持造瘘口清洁、干燥，可以不覆盖纱布，可以淋浴，沐浴后用氯己定或酒精棉球擦洗造瘘口即可。如有发热、腹痛、引流液浑浊、血尿、造瘘管不慎滑脱等，应立即复诊。

（8）尽早拔管：每天评估留置膀胱造瘘管的必要性，如非必要应尽早拔除。

二、标准化内容（见图 3-7-1）

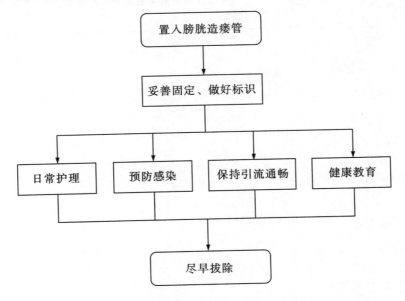

图 3-7-1　膀胱造瘘管护理标准化流程

三、考核指标（见表 3-7-1）

表 3-7-1　膀胱造瘘管护理标准化考核指标

考核指标	目标值	计算公式	责任部门	考核频次
导管护理措施落实率	≥95%	单位时间内检查符合要求项目数或分数/同一时间内检查的总项目数或分数×100%	护理部/病区	季度/月度
膀胱造瘘口感染预防措施落实率	≥95%	单位时间内检查符合要求项目数或分数/同一时间内检查的总项目数或分数×100%	护理部/病区	季度/月度

考核指标	目标值	计算公式	责任部门	考核频次
膀胱造瘘管非计划拔管率	逐步降低	膀胱造瘘管非计划拔管例次数/同期导尿管留置总日数×1000‰	护理部/病区	季度/月度
导尿管相关尿路感染发生率	逐步降低	留置导尿管患者中尿路感染例次数/同期患者导尿管留置总日数×1000‰	护理部/病区	季度/月度

第八章　腹腔引流护理

一、标准化内容

（1）留置腹腔引流管前，需由医生向患者及家属解释操作目的、注意事项及配合要点。

（2）一般护理：留置腹腔引流管，接引流袋或负压吸引及灌洗液，根据医嘱和病情调整负压及灌洗液速度。做好管道标识，注明引流管名称、内置/外露深度、置管日期。

（3）妥善固定：缝线固定引流管出口处，采用高举平台法给予二次固定，引流管的固定位置在腹壁穿刺点以下。将引流袋固定于床边，翻身时避免牵拉。

（4）保持引流通畅：密切观察引流管通畅情况，避免引流管折叠、扭曲、受压或堵塞，观察负压吸引装置是否通畅，如发生导管阻塞，可用生理盐水低压冲洗引流管，调整负压及冲洗速度，或采用挤压引流管等方式来保持引流通畅。

（5）密切观察引流液颜色、性质及量，观察是否有出血及胆瘘、肠瘘等，发现异常应及时报告医生，协助医生进行处理。

（6）预防感染：每日更换一次性使用引流袋，根据产品说明书或遵医嘱更换一次性使用负压球。及时倾倒引流液，引流袋不落地，患者下床活动时，引流袋低于引流口。

（7）健康教育：向患者及家属讲解留置引流管的目的、注意事项，预防非计划拔管。

（8）拔管指征：一般为引流液减少或没有引流液时由医生进行拔管。

（9）记录：每班交接引流管的长度，记录引流液的颜色、性质和量。

二、标准化流程(见图 3-8-1)

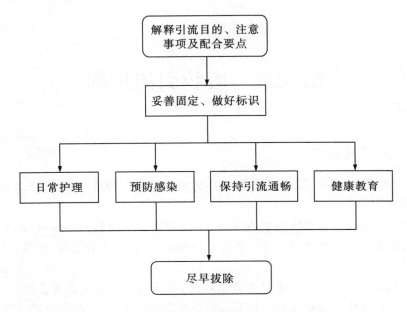

图 3-8-1　腹腔引流护理标准化流程

三、考核指标(见表 3-8-1)

表 3-8-1　腹腔引流护理标准化考核指标

考核指标	目标值	计算公式	责任部门	考核频次
导管护理措施落实率	≥95%	单位时间内检查符合要求项目数或分数/同一时间内检查的总项目数或分数×100%	护理部/病区	季度/月度
腹腔引流管非计划拔管率	逐步降低	腹腔引流管非计划拔管例次数/同期腹腔引流管留置总日数×1000‰	护理部/病区	季度/月度

第九章 "T"形管引流护理

一、标准化内容

(1)置入"T"形管前需由医生向患者及家属解释操作目的、注意事项及配合要点。

(2)妥善固定:将"T"形管妥善固定于腹壁,防止患者翻身、活动时因牵拉导致管道脱出。

(3)加强观察:观察并记录"T"形管引流出胆汁的颜色、性质和量。如引流胆汁过多,提示胆总管下端有梗阻的可能;如引流胆汁混浊,应考虑结石残留或胆管炎症未完全控制。

(4)保持通畅:防止"T"形管扭曲、折叠、受压。若引流液中有血凝块、絮状物、泥沙样结石,要定时挤捏,防止管道阻塞。术后5～7天禁止冲洗引流管,如发生堵塞,术后一周可用生理盐水低压冲洗或用50 mL注射器负压抽吸。严格执行无菌操作,操作时需注意避免诱发胆管出血。

(5)预防感染:每日更换无菌引流袋或遵循产品说明书,严格按照"T"形管更换引流袋操作流程进行。平卧时引流管的远端不可高于腋中线,坐位、站立或行走时不可高于引流管口平面,以防胆汁逆流。引流管口周围皮肤覆盖无菌纱布,保持局部干燥,防止胆汁浸润皮肤,引起炎症反应。

(6)拔管护理

1)拔管指征:若"T"形管引流出的胆汁色泽正常,且引流量逐渐减少,无脓液、结石、沉渣及絮状物;黄疸消退,无发热、腹痛,大便颜色正常,可在术后10～14日拔管,拔管前试行夹管1～2日。

2)夹管护理:夹管期间注意观察病情,若无发热、腹痛、黄疸等症状,可经"T"形管做胆道造影,造影后持续引流24小时以上;如胆道通畅,无结石或其他病变,再次夹闭"T"形管24～48小时,若患者无不适可考虑拔管;若胆道造影发现结石残留,则需保留"T"形管6周以上再做取石或其他处理。

3)拔管后,用凡士林纱布填塞残留窦道,1～2日内可自行闭合。观察患者有无发热、腹痛、黄疸等症状。

(7)"T"形管脱出的紧急处理

1)一旦患者发生"T"形管脱出,立即通知医生,并协助医生采取相应措施。

2)立即协助患者取右侧卧位,使用无菌敷料覆盖引流口,必要时重新置入引流管并观察引流情况。

3)密切观察患者生命体征、腹部疼痛情况、是否有胆汁性腹膜炎的发生。

4)嘱患者暂时禁饮食并安抚患者。

5)认真记录"T"形管脱出的经过、处理过程,做好交接班。

6)按照不良事件上报流程上报,在科室中进行分析讨论,制定防范措施。

(8)带"T"形管出院患者的指导

1)进食低脂、高蛋白、高维生素、易消化饮食,并定时规律进餐,多饮水。

2)穿宽松柔软的衣服,以防管道受压。淋浴时,可用塑料薄膜覆盖引流管,以防感染。

3)引流管口周围皮肤覆盖无菌纱布,保持局部干燥。

4)避免提举重物或过度活动,以免牵拉"T"形管,导致管道脱出。

5)出院后定期复查。根据医生出院指导夹管者每周同一时间开放引流,记录引流液的量、色和性状;未夹闭者每日(或按说明书要求)同一时间更换引流袋,并记录引流液的颜色、性质及量;若出现引流异常、管道脱出或发热、腹痛、黄疸加重,应及时就诊。

二、标准化流程（见图 3-9-1）

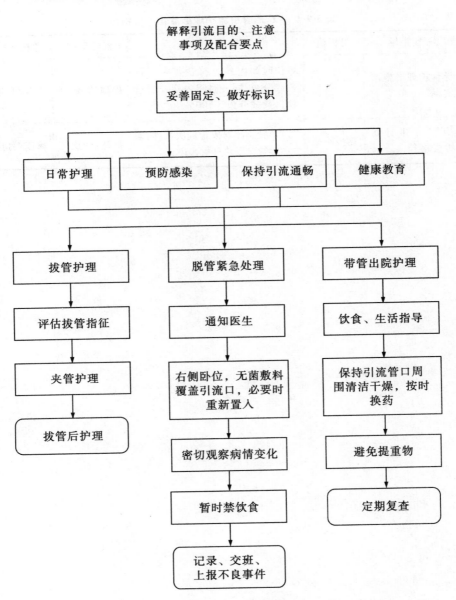

图 3-9-1　"T"形管引流护理标准化流程

三、考核指标(见表 3-9-1)

表 3-9-1 "T"形管引流护理标准化考核指标

考核指标	目标值	计算公式	责任部门	考核频次
导管护理措施落实率	≥95%	单位时间内检查符合要求项目数或分数/同一时间内检查的总项目数或分数×100%	护理部/病区	季度/月度
"T"形管非计划拔管率	逐步降低	"T"形管非计划拔管例次数/同期"T"形管留置总日数×1000‰	护理部/病区	季度/月度

第十章　胸腔闭式引流护理

一、标准化内容

（1）向患者及家属讲解引流目的、注意事项及配合要点。

（2）胸腔闭式引流时，宜取半卧位，鼓励患者咳嗽、深呼吸，以利于积液排出，恢复胸膜腔负压，使肺充分扩张。

（3）妥善固定管路，保持引流瓶直立，放置于低于患者胸壁引流口平面60～100 cm处；保持管路密闭、通畅，避免牵拉、打折、扭曲、受压。

（4）标识引流管置管日期、时间、外露长度（测量方法：胸壁出口至引流管接头处），于引流管末端5～10 cm处贴标识。下床活动时，引流瓶位置应低于膝关节，并保持其密封。

（5）观察记录患者病情、生命体征，引流液的颜色、性质、量、水柱波动范围，引流系统的密闭情况，并准确记录。若引流装置中出现大量鲜红血液，引流物混浊、沉淀或脓栓；每小时引流量大于200 mL；引流装置内突然逸出大量气体或气体逸出突然停止或气体持续逸出，应及时通知医生并协助医生进行处理。

（6）应急处理

1）若引流管从胸腔滑脱，立即用手捏闭伤口处皮肤，消毒处理后用凡士林纱布封闭伤口，协助医生进一步处理。

2）若胸腔引流管连接处突然断开，立即重新连接管道，或将近心端管道放入无菌生理盐水瓶水面以下2～4 cm，或让管道保持打开状态，而不是夹闭。

3）如果气胸患者发生意外脱管，用无菌敷料覆盖伤口，并用胶带将敷料的三条边封好。剩下一条边提供翼型阀门功能，可保证胸腔内的气体逸出。

（7）拔管指征：48～72小时后，若引流量明显减少且颜色变淡，24小时引流液少于50 mL，脓液少于10 mL，胸片显示肺膨胀良好，患者无呼吸困难即可拔管。

（8）拔管后注意观察患者有无胸闷、呼吸困难、切口漏气、渗液、出血、皮下气肿，拔管后第2天需更换敷料。

二、标准化流程(见图 3-10-1)

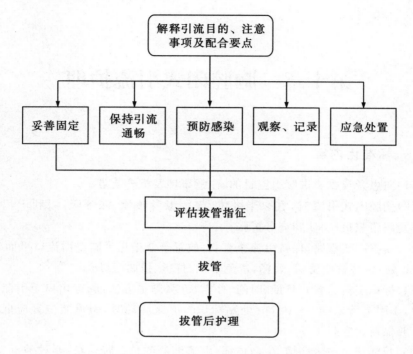

图 3-10-1　胸腔闭式引流护理标准化流程

三、考核指标(见表 3-10-1)

表 3-10-1　胸腔闭式引流护理标准化考核指标

考核指标	目标值	计算公式	责任部门	考核频次
导管护理措施落实率	≥95%	单位时间内检查符合要求项目数或分数/同一时间内检查的总项目数或分数×100%	护理部/病区	季度/月度
胸腔闭式引流管非计划拔管率	逐步降低	胸腔闭式引流管非计划拔管例次数/同期胸腔闭式引流管留置总日数×1000‰	护理部/病区	季度/月度

第十一章　脑室引流护理

一、标准化内容

（1）正确连接无菌脑室引流装置，引流管标识置管日期、时间、内置/外露长度，高危导管标识要醒目，贴于指定位置。

（2）妥善固定：引流管出口处有缝线固定，采用适宜方法二次固定。翻身时，避免引流管牵拉、滑脱、扭曲、受压；搬运患者时，将引流管夹闭、妥善固定。

（3）保持引流通畅：密切观察引流管通畅情况，避免堵塞。动态观察引流管内液面波动情况。控制脑脊液引流量，尤其早期，切勿过快或引流量过大。对于合并颅内感染者，脑脊液分泌增加，引流量相应增加，要同时注意电解质平衡。

（4）观察脑脊液的颜色、性质和量。正常的脑脊液无色、透明、无沉淀。术后1～2天可略带血性，以后转为橙黄色。若术后脑脊液中有大量鲜血，或脑脊液的颜色逐渐加深，提示脑室内出血。颅内感染后脑脊液浑浊。

（5）预防感染：引流袋不落地，当引流瓶内液体接近1/2～2/3时，及时倾倒，严格遵守无菌操作原则。

（6）每班交接引流管长度，引流液颜色、性质、量，并准确记录。

（7）健康教育：向患者及家属讲解放置引流管的目的、带管期间的注意事项及预防非计划拔管的措施。

（8）拔管：每日评估，拔管前遵医嘱试行抬高引流瓶或夹闭引流管，观察患者有无头痛、呕吐等颅内压增高的症状；拔管后观察有无脑脊液漏出；行终末消毒处理。

二、标准化流程(见图 3-11-1)

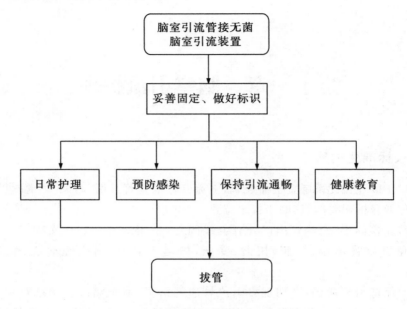

图 3-11-1　脑室引流护理标准化流程

三、考核指标(见表 3-11-1)

表 3-11-1　脑室引流护理标准化考核指标

考核指标	目标值	计算公式	责任部门	考核频次
导管护理措施落实率	≥95%	单位时间内检查符合要求项目数或分数/同一时间内检查的总项目数或分数×100%	护理部/病区	季度/月度
脑室引流管非计划拔管率	逐步降低	脑室引流管非计划拔管例次数/同期脑室引流管留置总日数×1000‰	护理部/病区	季度/月度

第十二章　负压封闭引流护理

一、标准化内容

（1）正确连接负压引流装置，于引流管及一次性废液收集器表面贴管道标识，标明置管及废液收集袋更换的日期、时间。

（2）妥善固定：引流管一般有缝线固定，出口处泡沫敷料覆盖，并覆盖生物膜二次固定。

（3）保持有效负压：根据医嘱及病情调整负压，若泡沫敷料明显瘪陷，触摸有硬实感，可见管型，说明负压有效。如发现贴膜漏气、连接不紧密或发生导管堵塞，应及时通知医生处理。

（4）保持引流通畅：避免引流管折叠、扭曲、受压或堵塞，遵医嘱使用生理盐水冲洗引流管。

（5）密切观察引流液颜色、性质、量及冲洗液量，并每班交接。若引流量过多或呈鲜红色，应及时通知医生处理。

（6）严密观察患肢末端血运、感觉，如有异常，应及时通知医生妥善处理。协助四肢引流患者抬高患肢 15～20 cm，使患肢略高于心脏，有利于减轻肿胀。

（7）按需更换一次性废液收集袋，并标明更换的日期、时间，避免因引流液过满导致负压失效。

（8）健康教育：向患者讲解负压封闭引流（vacuum sealing drainage，VSD）的目的、注意事项。协助患者翻身、指导踝泵运动等功能锻炼，预防压力性损伤、VTE、肌肉萎缩、关节僵硬等的发生。指导患者行高营养、高维生素、高蛋白、高纤维素饮食。

（9）拔管：每日评估，及时拔管，特殊情况遵医嘱。拔管后观察患者反应，进行终末消毒处理。

二、标准化流程(见图 3-12-1)

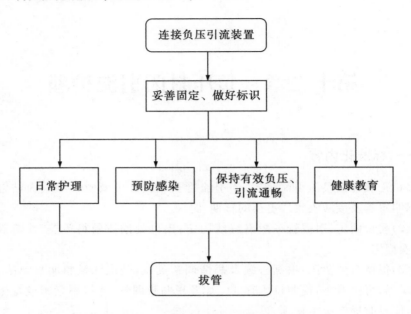

图 3-12-1　负压封闭引流护理标准化流程

三、考核指标(见表 3-12-1)

表 3-12-1　负压封闭引流护理标准化考核指标

考核指标	目标值	计算公式	责任部门	考核频次
导管护理措施落实率	≥95%	单位时间内检查符合要求项目数或分数/同一时间内检查的总项目数或分数×100%	护理部/病区	季度/月度
负压封闭引流管非计划拔管率	逐步降低	负压封闭引流管非计划拔管例次数/同期负压封闭引流管留置总日数×1000‰	护理部/病区	季度/月度

第十三章　鼻饲饮食护理

一、标准化内容

(1)鼻饲饮食前需双人核对医嘱和饮食信息,确认患者身份,保证为正确的患者执行鼻饲饮食。

(2)根据患者病情及医嘱选择合适的鼻饲饮食。常见的鼻饲饮食种类有混合奶、匀浆饮食、肠内营养液等。营养液宜现用现配,粉剂应搅拌均匀,配置后的营养液应放置在冰箱冷藏,与其他药物分开存放,24小时内用完。

(3)评估患者病情、合作程度、胃肠道功能、喂养时机、喂养途径、喂养管位置、喂养管路通畅情况等,必要时评估患者营养风险及营养状况。向患者或家属解释鼻饲饮食的目的、注意事项和配合要点。根据饮食种类和患者病情进行正确的饮食指导。

(4)每班评估鼻饲管情况,包括置管长度、鼻饲管位置、是否通畅、敷贴固定、局部皮肤黏膜受压情况等,喂养前再次评估;无鼻饲管者,应先按照标准操作流程进行置管。

(5)鼻饲液温度为37~40 ℃。鼻饲时,若无特殊禁忌,应抬高床头30°~45°。鼻饲应少量多餐,每次不超过400 mL,在10~20分钟内完成,每次间隔2~3小时,每日6~8次。如病情允许,可在鼻饲结束后30分钟内保持半卧位,避免搬动患者或进行可能引起误吸的操作。

(6)分次推注和间歇重力滴注,每次喂养前应检查胃残留量;重症患者持续经泵输注时,应每隔4~6小时检查胃残留量。鼻饲前后、持续输注时每隔4小时用30 mL温水脉冲式冲洗鼻饲管。对于药片或药丸,经研碎、溶解后方可注入管内。

(7)留置鼻饲管者,每日进行两次口腔护理。每班评估鼻饲管,认真做好交接班和护理记录。鼻饲管留置时间应参照说明书,更换鼻饲管时,从另一侧鼻孔置入。

（8）应每 4～6 小时评估患者肠内营养耐受性情况；及时评估留置鼻饲管的必要性，当患者胃肠功能恢复，无须鼻饲时，遵医嘱尽早拔管。

二、标准化流程（见图 3-13-1）

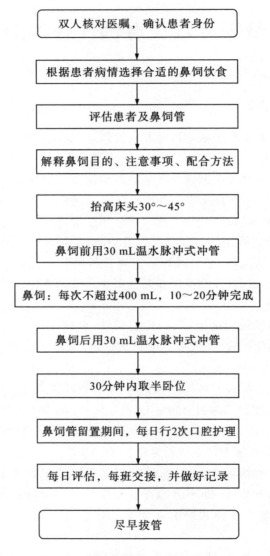

图 3-13-1　鼻饲饮食护理标准化流程

三、考核指标(见表 3-13-1)

表 3-13-1　鼻饲饮食护理标准化考核指标

考核指标	目标值	计算公式	责任部门	考核频次
鼻饲饮食护理措施落实率	≥95%	单位时间内检查符合要求项目数或分数/同一时间内检查的总项目数或分数×100%	护理部/病区	季度/月度
经口、经鼻胃肠导管非计划拔管率	逐步降低	经口、经鼻胃肠导管非计划拔管例次数/同期经口、经鼻胃肠导管留置总日数×1000‰	护理部/病区	季度/月度

第十四章　胃肠减压护理

一、标准化内容

(1)评估患者病情、意识状态、合作程度、鼻腔是否通畅、有无消化道狭窄或食道静脉曲张等。询问患者以往是否有插胃管的经验,根据评估结果选择合适的胃管。

(2)向患者及家属解释操作目的、注意事项及配合要点。

(3)正确连接负压吸引装置,维持有效负压($-7\sim-5$ kPa)。

(4)妥善固定管路,防止受压、扭曲及牵拉。

(5)观察管路及引流盒内引流液的颜色、性质和量,引流液超过 1/2 时应及时倾倒,准确记录 24 小时引流量。

(6)遵医嘱口服给药时,将药片碾碎、溶解后注入,并用温水冲洗胃管,夹管30 分钟。

(7)每日进行 2 次口腔护理,必要时雾化吸入,保持呼吸道湿润及通畅。

(8)每日更换引流盒。

(9)胃管留置时间参照产品说明书,更换胃管时,从另一侧鼻孔置入。

(10)当引流液减少、胃肠蠕动恢复、肛门排气时,遵医嘱尽早拔管,在患者呼气时拔除,动作轻柔。

二、标准化流程(见图 3-14-1)

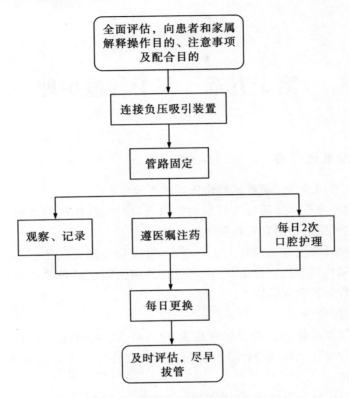

图 3-14-1　胃肠减压标准化流程

三、考核指标(见表 3-14-1)

表 3-14-1　胃肠减压标准化考核指标

考核指标	目标值	计算公式	责任部门	考核频次
胃肠减压护理措施落实率	≥95%	单位时间内检查符合要求项目数或分数/同一时间内检查的总项目数或分数×100%	护理部/病区	季度/月度
经口、经鼻胃肠导管非计划拔管率	逐步降低	经口、经鼻胃肠导管非计划拔管例次数/同期经口、经鼻胃肠导管留置总日数×1000‰	护理部/病区	季度/月度

第十五章　人工气道护理

一、标准化内容

（1）应严格遵守无菌技术操作原则和手卫生。

（2）对于患有呼吸道传染性疾病的患者,应按照《医院隔离技术规范》WS/T311中的规定进行隔离和自我防护。

（3）妥善固定:成功建立人工气道后,需要给气囊充气及外部固定,以防止导管意外移位或滑脱。目前,临床上经常使用的固定材料包括胶带、斜纹胶带和各种气管导管固定装置等。

（4）保持通畅

1）气道温湿化,"Y"形管温度应为 $34\sim41$ ℃,相对湿度为 100%。常用的湿化方式主要包括加热湿化器、热湿交换器(又称人工鼻)、人工鼻联合持续气道湿化方法。

2）及时识别吸痰指征,按需实施气道内吸引。应至少每 2 小时通过肺部听诊等方式评估一次气道内吸引指征。根据人工气道的型号选择合适的吸痰管,吸痰管管道外径应不超过人工气道内径的 50%,成人的吸痰负压应为 $-150\sim-80$ mmHg。

（5）声门下吸引:对于插管时间超过 48 小时的患者,宜使用带有声门下吸引的气管导管,每 $1\sim2$ 小时进行一次声门下吸引。

（6）气囊压力管理:监测和维持气囊压力,应每隔 $6\sim8$ 小时测量一次,并使其维持在 $25\sim30$ cmH$_2$O。每次测量时,充气压力宜高于理想值 2 cmH$_2$O。

（7）口腔护理:对患者口腔情况进行有效评估,选择合适的口腔护理液,每 $6\sim8$ 小时进行一次口腔护理,首选冲洗结合刷洗法,将负压吸引值控制在 $-120\sim-80$ mmHg,按需进行口鼻、气道、声门下吸引。

（8）气道评估:对人工气道进行严密监测并定期评估,评估内容包括人工气道的位置、置管深度、固定是否妥善、通畅情况、气囊压力、气道湿化、痰液性状、耐受程度、气管切开伤口等。

(9)严格交接班并做好记录。

(10)拔除人工气道:准确、全面评估病情,在确认患者病情允许、无严重并发症及拔管禁忌证的情况下进行自主呼吸锻炼,执行人工气道拔除流程。备好拔管及抢救用品,协助医生尽早拔除人工气道。

二、标准化流程(见图 3-15-1)

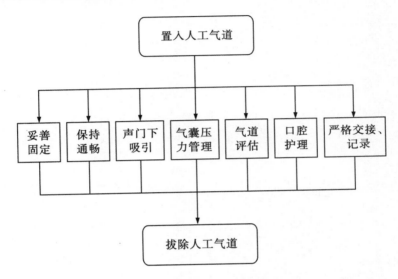

图 3-15-1　人工气道护理标准化流程

三、考核指标(见表 3-15-1)

表 3-15-1　人工气道护理标准化考核指标

考核指标	目标值	计算公式	责任部门	考核频次
住院患者呼吸机相关性肺炎预防护理措施落实率	≥95%	单位时间内检查符合要求项目数或分数/同一时间内检查的总项目数或分数×100%	护理部/病区	季度/月度
气管导管(气管插管、气管切开)非计划拔管率	逐步降低	气管导管(气管插管、气管切开)非计划拔管例次数/同期气管导管(气管插管、气管切开)留置总日数×1000‰	护理部/病区	季度/月度

续表

考核指标	目标值	计算公式	责任部门	考核频次
住院患者呼吸机相关性肺炎发生率	逐步降低	呼吸机相关性肺炎例次数/同期住院患者有创机械通气总日数×1000‰	院感科/病区	季度/月度

第十六章　特殊患者体位摆放护理

一、标准化内容

(一)脑损伤患者抗痉挛体位摆放

1.患侧卧位(见图 3-16-1)

患侧卧位,即患侧肢体在下方,健侧肢体在上方的侧卧位。取患侧卧位时,在患者的头下放置高度合适(一般为 10~12 cm)的软枕,躯干稍向后旋转,后背用枕头支撑。患臂前伸,前臂外旋,将患肩拉出,尽可能前伸,避免受压和后缩;手指伸展,掌心向上,手中不应放置任何东西,以免诱发抓握反射而强化患侧手的屈曲。患侧下肢取轻度屈曲位,放置在床上,防止足下垂的发生。健侧上肢放在身上或后边的软枕上,避免放在身前,以免因带动整个躯干向前而引起患侧肩胛骨回缩。健侧下肢充分屈髋屈膝,置于软枕上。

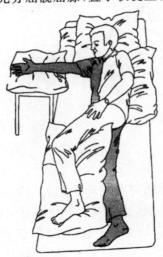

图 3-16-1　患侧卧位

2.健侧卧位(见图 3-16-2)

健侧卧位,即健侧肢体在下方,患侧肢体在上方的侧卧位。取健侧卧位时,于患者头下放置合适的软枕,胸前放软枕。患肩充分前伸,患侧肘关节伸展,腕、指关节伸展放在枕上,掌心向下。患侧髋关节和膝关节尽量前屈90°,于体前置另一软枕,应注意患侧踝关节不能内翻而悬在软枕边缘,以防造成足内翻下垂。健侧肢体自然放置。

3.仰卧位(见图 3-16-3)

仰卧位,即面朝上的卧位。于患侧肩下垫一厚软垫,使肩部上抬前挺,以防肩胛骨向后痉挛;患侧上臂外旋稍外展,肘、腕关节伸直,掌心朝上,手指伸直并分开,将整个患侧上肢放置于枕头上。于患侧髋下、臀部、大腿外侧下放一枕头,以防下肢外旋,将膝下稍垫起,保持伸展微屈。足底不放任何东西,以防增加不必要伸肌模式的反射活动。

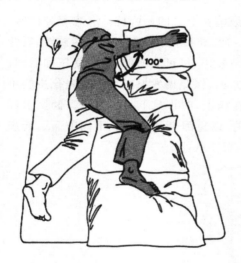

图 3-16-2　健侧卧位

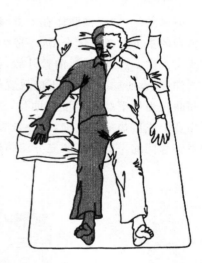

图 3-16-3　仰卧位

4.床上坐位(见图 3-16-4)

若病情允许,应鼓励患者尽早在床上坐起。取床上坐位时,于患者背后放置多个软枕垫实,使脊柱伸展,达到直立坐位的姿势;头部无须支持固定,以利于患者主动控制头的活动。将患侧上肢抬高,放置于软枕上,若有条件,可提供一个横过床的可调桌子,桌子上放一软枕,让患侧肘及前臂垫在软枕上。髋关节屈曲近 90°。

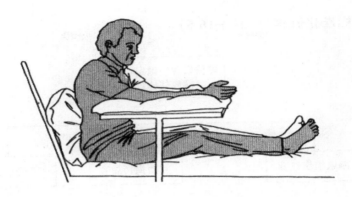

图 3-16-4　床上坐位

(二)脊髓损伤患者(高位)抗痉挛体位摆放

1.仰卧位

于头部垫枕,将头两侧固定,于肩胛下垫枕,使肩上抬前挺、肘关节伸直、前臂旋后、腕背伸、手指微屈,于髋、膝、踝下垫枕,足保持中立位。

2.侧卧位

于头部垫枕,上侧上肢保持伸展位,将下侧的肩关节拉出以避免受压和后缩,臂前伸,前臂旋后,将上侧肢体上肢、下肢均置于长枕上,背后用长枕靠住,以保持侧卧位。

(三)骨关节疾病患者的功能位摆放

1.上肢功能位

肩关节屈曲 45°,外展 60°(无内、外旋);肘关节屈曲 90°;前臂中间位(无旋前或旋后);腕关节背伸 30°～45°并稍内收(稍尺侧屈);各掌指关节和指间关节稍屈曲,由示指至小指屈曲有规律地递增;拇指在对掌中间位(在掌平面前方,其掌指关节半屈曲,指间关节轻微屈曲)。

2.下肢功能位

下肢髋伸直,无内旋、外旋,膝稍屈曲 20°～30°,踝处于 90°中间位。

二、标准化流程(见图 3-16-5)

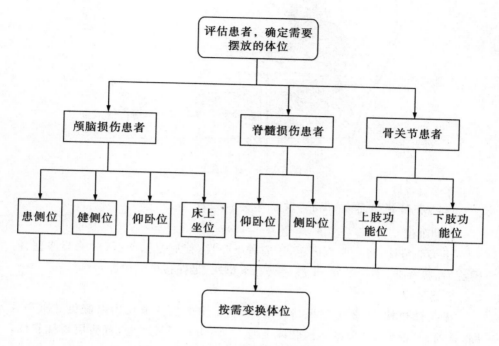

图 3-16-5 特殊患者体位摆放标准化流程

三、考核指标(见表 3-16-1)

表 3-16-1 特殊患者体位摆放标准化考核指标

考核指标	目标值	计算公式	责任部门	考核频次
特殊体位护理措施落实率	≥95%	单位时间内检查符合要求项目数或分数/同一时间内检查的总项目数或分数×100%	护理部/病区	季度/月度
住院患者二期及以上院内压力性损伤发生率	逐步降低	住院患者二期及以上院内压力性损伤新发病例数/同期住院患者总数×100%	护理部/病区	季度/月度

第四篇
护理管理标准化

护理管理是现代医院管理的重要组成部分,科学的护理管理是提高护理质量的保证。科学的人员配置与合理的护理队伍结构是保证高质量护理工作的前提。优化病房环境,以患者为中心,提供安全、舒适、温馨的就医环境是改善医疗服务的重要举措。病房管理、探视制度、消毒隔离等方面均是护理管理工作中不容被忽视的内容。

在护理管理标准化过程中,应注重提升护理质量、深化专业内涵建设,加强药品、仪器设备等方面管理,保证医疗护理安全,最大限度减少差错事故。

第一章　人员管理标准化

第一节　普通病房人员管理

一、标准化内容

1.人员配置

三级医院普通病房床护比应小于等于1∶0.6,原则上每名责任护士分管6～8名患者。

2.护士礼仪和行为要求

(1)着装规范、整洁,着工作鞋、工作服和浅色(肉色或白色)袜。

(2)胸卡佩戴规范,上班带挂表或能显示时间的物品。

(3)头发前不过眉、后不过肩,长发者戴发网。

(4)不化浓妆,不戴耳环、戒指、手(脚)链,不涂指甲油。

(5)服务态度和蔼,解释耐心,热情周到,与患者及家属沟通到位,无推诿现象。

(6)非本病区工作人员进入病区时,护士应起立,以示礼貌;热情接待来访者,主动询问来意,并协助其解决问题。

(7)接待新入院患者时热情、礼貌,实行首问或首接负责制;文明用语,妥善安排床位。

(8)在电话响5声之内接听电话;主动道"您好",主动自报病区(科室)名称。在30秒之内转接,主动回复。耐心回答问题,用礼貌结束语。

3.工作要求

(1)认真履行岗位职责,严格执行护理核心制度,按时巡视病房。

(2)坚守工作岗位,不迟到早退,工作时间不做与工作无关的事。

二、考核指标(见表 4-1-1)

表 4-1-1　普通病房人员管理标准化考核指标

考核指标	目标值	计算公式	责任部门	考核频次
普通病区床护比	1∶0.6	普通病区实际开放床位数/同期普通病区执业护士人数	护理部	季度
护士礼仪和行为规范执行率	≥95%	单位时间内检查符合要求项目数或分数/同一时间内检查的总项目数或分数×100%	护理部/病区	季度/月度
护理人员理论考核合格率	100%	护士考核合格人数/参加考核护士总人数×100%	护理部/病区	年度/月度
护理人员技术操作考核合格率	100%	护士考核合格人数/参加考核护士总人数×100%	护理部/病区	年度/月度

第二节　急诊科人员管理

一、标准化内容

1.人员配置

(1)急诊科固定的护理人员不少于在岗护理人员的 90%,应逐步实现专科化,护士梯队结构合理。

(2)留观室、急诊病房的床护比参考普通病房建设标准(1∶0.6),抢救室、EICU 的床护比参考 ICU 建设标准(1∶2.5~3)。

(3)三级医院急诊科护士长原则上由具备副高及以上任职资格和 3 年以上急诊临床护理工作经验的护士担任。

2.工作要求

(1)对急诊患者依据分诊原则进行分级分区救治,确保急危重症患者的及时救治,有效分流非急危重症患者。

(2)急诊患者就诊后及时救治,严密观察病情变化,认真做好各项记录。遇疑难、危重患者,急诊科就地组织抢救、及时会诊。急诊危重患者需住院时,保证其能及时通过绿色通道入住相关科室,待病情允许时由急诊医务人员护送至病房。

(3)院前急救医护人员严禁擅离职守或私自出诊,接到出诊电话后,保证1分钟内出车(晚上2分钟内出车)。

3.急诊护士培养

(1)急诊护士应当具有3年以上临床护理工作经验,经规范化培训合格,培训时间为6个月,掌握急诊、危重症患者的急救护理技能,常见急救操作技术的配合及急诊护理工作内涵与流程,并定期接受急救技能培训。

(2)2年以下新护士轮转急诊期间实施入组培训,一对一带教,每2个月轮转一个区域,理论学习时间不少于60个学时,主要内容包括急诊医学与急诊护理概论、急诊分诊、急诊室的医院感染预防与控制原则、常见危重症的急救护理、器官衰竭患者的急救护理、创伤患者的急救护理、急诊重症患者的监护技术、急救中常见的护理操作技术、急危重患者的心理护理及沟通、急诊护理管理、突发事件的急救等。临床实践学习不少于120个学时。

(3)结合护理人员职称、工作年限与学历水平等要素,设护士规范化培训(岗位胜任培训)阶段、专业胜任培训阶段、专业深化培训阶段以及N0~N4五层八级培训计划,并建立护士成长档案,将其作为护士晋级、职称晋升等业务考核的依据。

(4)急诊预检分诊护士应当具有5年以上急诊临床护理工作经验或由急诊工作年限≥3年的护师职称以上的急诊护士担任,并完成急诊分诊护士岗前培训,主要培训内容包括理论知识、临床实践能力、管理能力、沟通能力、科研能力、综合素质培训。经理论考核、技能考核及综合素质测评,考核合格后方可独立从事急诊分诊工作。

二、考核指标(见表 4-1-2)

表 4-1-2　急诊科人员管理标准化考核指标

考核指标	目标值	计算公式	责任部门	考核频次
急诊监护室床护比	1∶2.5	急诊监护室实际开放床位数/同期急诊监护室执业护士人数	护理部	季度
急诊观察室床护比	1∶0.6	急诊观察室实际开放床位数/同期急诊观察室执业护士人数	护理部	季度

考核指标	目标值	计算公式	责任部门	考核频次
急诊抢救室床护比	1∶2.5	急诊抢救室实际开放床位数/同期急诊抢救室执业护士人数	护理部	季度
急诊病房床护比	1∶0.6	急诊病房实际开放床位数/同期急诊病房执业护士人数	护理部	季度
护士礼仪和行为规范执行率	≥95%	单位时间内检查符合要求项目数或分数/同一时间内检查的总项目数或分数×100%	护理部/病区	季度/月度
护理人员理论考核合格率	100%	护士考核合格人数/参加考核护士总人数×100%	护理部/病区	年度/月度
护理人员技术操作考核合格率	100%	护士考核合格人数/参加考核护士总人数×100%	护理部/病区	年度/月度

第三节　手术室人员管理

一、标准化内容

1.人员配置

(1)根据手术量及工作需要,三级医院护理人员与手术间比不低于1∶3。

(2)有2年以内手术室工作经历的护士占比≤20%。

(3)手术室护士长具备主管护师及以上专业技术职务任职资格和5年以上手术室工作经验。

2.手术人员着装原则

(1)工作人员由专用通道进入手术室,在指定区域内更换消毒的手术服装及拖鞋,帽子应当完全遮盖头发,口罩遮盖口鼻面部。特殊手术,如关节置换等手术建议使用全围手术帽。

(2)保持刷手服清洁干燥,一旦污染应及时更换。

(3)刷手服上衣应系入裤子内。

(4)内穿衣物不能外露于刷手服或参观衣外,如衣领、衣袖、裤腿等。

(5)不应佩戴不能被刷手服遮盖的首饰(戒指、手表、手镯、耳环、珠状项链),不应化妆、美甲。

(6)进入手术室洁净区的非手术人员(检查人员、家属、医学工程师)应穿着隔离衣,完全遮盖个人着装,更换手术室拖鞋并规范佩戴口罩、帽子。

(7)手术过程中如果可能产生血液、体液或其他感染物飞溅、雾化、喷出等情况,应正确佩戴防护用品,如防护眼镜、防护面罩等。

(8)工作人员出手术室时(如送患者回病房等),应穿着外出衣和鞋。

3.手术室的管理

(1)手术室的建筑布局应当遵循医院感染预防与控制的原则,做到布局合理、分区明确、标识清楚,符合功能流程合理和洁污区域分开的基本原则。手术室应设有工作人员出入通道、患者出入通道,物流做到洁污分开,流向合理。

(2)进入手术室的工作人员严格遵守手术室各项制度,如更衣更鞋制度、参观制度、患者安全管理制度、查对制度、仪器设备使用制度等。

(3)使用层流手术间时,手术过程中尽量减少手术间的开门次数,严禁开门进行手术。

(4)若一天内同一手术间有多个手术,安排时要遵循先做无菌手术后做污染手术的原则。乙型肝炎、梅毒、艾滋病等特殊传染病患者手术应安排在无传染病患者之后。

(5)手术室的工作区域,应当每24小时清洁消毒一次。连台手术之间,当天手术全部完毕后,应当及时对手术间进行清洁消毒处理。每周要对手术间进行一次彻底清扫,包括地面、墙面、顶部、仪器设备表面等。每月对参加手术者做洗手后手指细菌培养、手术室空气细菌培养,以及消毒物品的细菌培养。

二、考核指标(见表 4-1-3)

表 4-1-3　手术室人员管理标准化考核指标

考核指标	目标值	计算公式	责任部门	考核频次
手术间与护理人员比	1∶3	手术室实际开放手术间数/同期手术室执业护士人数	护理部	季度
护士礼仪和行为规范执行率	≥95%	单位时间内检查符合要求项目数或分数/同一时间内检查的总项目数或分数×100%	护理部/病区	季度/月度
护理人员理论考核合格率	100%	护士考核合格人数/参加考核护士总人数×100%	护理部/病区	年度/月度

考核指标	目标值	计算公式	责任部门	考核频次
护理人员技术操作考核合格率	100%	护士考核合格人数/参加考核护士总人数×100%	护理部/病区	年度/月度

第四节　麻醉科人员管理

一、标准化内容

麻醉科应加强专科护理队伍建设,提高麻醉护理服务专业化水平。本标准适用于二级及以上医院。

人员配置:根据麻醉科护理工作岗位需求建设麻醉专科护理队伍,完善麻醉科护理人员的培训、考核及晋升机制。麻醉科护理工作岗位可分为门诊护士、诱导室护士、手术间麻醉护士、恢复室护士、监护室护士、病房护士、总务护士及科研护士等。可以参照以下标准配备:

(1)诱导室护士与诱导室实际开放床位比大于等于1:1。

(2)恢复室护士与恢复室实际开放床位比大于等于1:1。

(3)手术间麻醉护士与实际开放手术台的数量比大于等于0.5:1。

(4)麻醉后监护治疗病房麻醉科护士与实际开放床位比大于等于2:1。

(5)专科病房护士与病房实际开放床位比大于等于0.4:1。

(6)由麻醉科护士开展手术室外麻醉(无痛诊疗)、日间手术麻醉、椎管内分娩镇痛、麻醉科门诊等工作,以及承担术后镇痛随访、总务管理、教学与科研等工作。医疗机构通过测算护理工作量,按需配备麻醉科护士。

二、考核指标(见表4-1-4)

表4-1-4　麻醉科人员管理标准化考核指标

考核指标	目标值	计算公式	责任部门	考核频次
诱导室护士与诱导室实际开放床位比	1:1	诱导室执业护士人数/同期诱导室实际开放床位数	护理部	季度

考核指标	目标值	计算公式	责任部门	考核频次
恢复室床护士与恢复室实际开放床位比	1∶1	恢复室执业护士人数/同期恢复室实际开放床位数	护理部	季度
手术间麻醉护士与实际开放手术台数比	0.5∶1	手术间麻醉执业护士人数/同期实际开放手术台数	护理部	季度
麻醉后监护治疗病房麻醉科护士与实际开放床位比	2∶1	麻醉后监护治疗病房执业护士人数/同期麻醉后监护治疗病房实际开放床位数	护理部	季度
护理人员理论考核合格率	100%	护士考核合格人数/参加考核护士总人数×100%	护理部/病区	年度/月度
护理人员技术操作考核合格率	100%	护士考核合格人数/参加考核护士总人数×100%	护理部/病区	年度/月度

第五节　消毒供应中心人员管理

一、标准化内容

1.人员配置

(1)应根据消毒供应中心的工作量及各岗位需求,科学、合理配置具有执业资格的护士、消毒员和其他工作人员。

(2)消毒供应中心的管理者应具有大专以上学历和较强的学习能力。

(3)工作人员的基本配置数量能满足医院集中管理的工作模式。综合医院消毒供应中心的工作人员与床位数量之比为(1.5～3)∶100。

2.护士礼仪和行为要求

(1)着装规范、整洁:工作人员进入工作区域应做好相应的个人防护,如进入去污区应着防护服、戴工作帽及手套、穿专用鞋,进入检查包装及灭菌区和无菌物品存放区应着室内工作服、穿专用鞋,进区域前应洗手。

（2）管理要求

1）进入消毒供应中心的人员（包括工作人员、进修、实习人员）必须严格遵守医院及科室的各项规章制度，认真履行岗位职责。

2）除本科室工作人员及相关人员外，其他人员一律不准进入工作区域。

3）坚守岗位，工作时间严禁串岗及大声喧哗，保持工作区域的安静。

4）取放器械、物品时动作轻柔，避免器械损坏。

二、考核指标（见表 4-1-5）

表 4-1-5   消毒供应中心人员管理标准化考核指标

考核指标	目标值	计算公式	责任部门	考核频次
护士礼仪和行为规范执行率	≥95％	单位时间内检查符合要求项目数或分数/同一时间内检查的总项目数或分数×100％	护理部/病区	季度/月度
护理人员理论考核合格率	100％	护士考核合格人数/参加考核护士总人数×100％	护理部/病区	年度/月度
护理人员技术操作考核合格率	100％	护士考核合格人数/参加考核护士总人数×100％	护理部/病区	年度/月度

第六节   核医学科人员管理

一、标准化内容

1.上岗要求

（1）通过国家核技术利用辐射安全与防护考核。

（2）上岗前、上岗后每 2 年、脱离放射工作岗位时，需进行职业健康检查，符合放射工作人员健康标准。

（3）核医学科护理人员上岗前需经过科室系列岗前培训，并通过考核。

（4）符合以上三项要求后，具备岗位培训合格证（环保部门颁发），符合国家法律、法规及卫生健康行政部门规章标准方可上岗。

2.护士礼仪和行为要求

（1）着装规范、整洁；着工作鞋（不穿拖鞋）、工作服和浅色（肉色或白色）袜；

头发前不过眉、后不过肩,长发者戴发网;不化浓妆,不戴耳环、戒指、手(脚)链,不涂指甲油。

(2)规范佩戴胸卡,上班戴挂表或能显示时间的物品。

(3)核医学工作场所的工作人员应佩戴个人剂量计,对于比较均匀的辐射场,当辐射主要来自前方时,应将剂量计佩戴在人体躯干前方中部位置,一般在左胸前或锁骨对应的领口位置;当辐射主要来自人体背面时,剂量计应佩戴在背部中间;在进行放射药物分装与注射等全身受照不均匀的工作时,应在铅围裙外锁骨对应的领口位置佩戴剂量计,建议采用双剂量计监测方法;根据医院要求按时将剂量计上交检测。

(4)根据工作需要正确佩戴手套、穿脱铅防护衣、戴铅眼镜和铅围脖,熟练操作技能,通过缩短工作时间、使用注射器防护套和预留留置针等措施做好个人防护。

(5)服务态度和蔼,解释耐心,热情周到,与患者及家属、科室医务人员沟通到位,无推诿患者现象,做好患者的预约登记,确保患者检查的顺利进行。

3.工作要求

(1)认真履行岗位职责,严格执行护理核心制度,遵守医院、科室各项规章制度及操作流程,杜绝放射性药物污染和差错事故的发生。

(2)坚守工作岗位,不迟到早退,工作时间不做与工作无关的事。

(3)做好放射性药品的管理、交接和台账登记,记录购入药品种类、数量及活度,并有领取人签字等信息。

(4)熟练掌握核医学各项检查流程及注意事项,做好患者的健康指导及辐射防护宣教。

(5)掌握科室常备急救药品、设备的使用,掌握相应急救技能及应急处置流程。

(6)对防护用具、放射性废物及被污染的一切物品,必须按有关规定进行妥善管理和处置。

4.放射防护要求

(1)严格遵照国家系列标准,做好放射防护管理工作,制定放射性药物的色标管理及使用流程、放射性药物的台账制度、放射防护管理制度等,配备数量合适且性能合格的个人防护用品,保障放射工作人员、患者或受检者以及公众的放射防护安全与健康。

(2)做好控制区(controlled area)如给药室、给药后候诊区、放射性药物贮存间、扫描室、给药后患者的专用卫生间等,以及监督区(supervised area)如显像设备控制室、卫生通过间等的划分及日常管理工作;每日监测场所周围剂量当量率水平、表面污染水平等,核医学工作场所的放射性表面污染控制水平见表4-1-6;控制区内不应吸烟、化妆等,也不应进行无关工作及存放无关物品。

表 4-1-6　核医学工作场所的放射性表面污染控制水平　　单位:Bq/cm^2

表面类型		α 放射性物质		β 放射性物质
		极毒性	其他	
工作台、设备、墙壁、地面	控制区*	4	$4×0$	$4×10$
	监督区	$4×10^{-1}$	4	4
工作服、手套、工作鞋	控制区	$4×10^{-1}$	$4×10^{-1}$	4
	监督区			
手、皮肤、内衣、工作袜		$4×10^{-2}$	$4×10^{-2}$	$4×10^{-1}$

注:* 该区内的高污染子区除外。

(3)应对工作人员所受的职业照射加以限制,工作人员的职业照射水平连续 5 年的年平均有效剂量不超过 20 mSv,任何一年的有效剂量不超过 50 mSv;四肢(手和足)或皮肤的年当量剂量不超过 500 mSv;同时对于近距离操作放射性药物的工作人员,宜进行手部剂量和眼晶状体剂量监测,保证连续 5 年期间,眼晶体年平均当量剂量不超过 20 mSv,任何一年中的当量剂量不超过 50 mSv。

(4)当使用的 ^{99m}Tc 活度大于 800 MBq 时,防护用品的铅当量应不小于 0.5 mm Pb。

二、考核指标(见表 4-1-7)

表 4-1-7　核医学科人员管理标准化考核指标

考核指标	目标值	计算公式	责任部门	考核频次
护士放射防护用品规范使用率	100%	单位时间内检查护士放射防护用品符合规范使用的人次/同一时间内检查的总人次×100%	护理部/病区	季度/月度
护士礼仪和行为规范执行率	≥95%	单位时间内检查符合要求项目数或分数/同一时间内检查的总项目数或分数×100%	护理部/病区	季度/月度

考核指标	目标值	计算公式	责任部门	考核频次
护理人员理论考核合格率	100%	护士考核合格人数/参加考核护士总人数×100%	护理部/病区	年度/月度
护理人员技术操作考核合格率	100%	护士考核合格人数/参加考核护士总人数×100%	护理部/病区	年度/月度

第七节 重症医学科人员管理

一、标准化内容

(1)ICU 护士数与床位数之比不低于 3:1。

(2)ICU 护士必须经严格的专业理论和技术培训并考核合格才能上岗。新入职护士从事 ICU 护理工作半年以上,有一年以上工作经历的调入职工从事 ICU 工作 3 个月以上,方能有资格申请准入考核。

(3)护士长应当具有中级及以上专业技术职务任职资格,具备较强的行政管理能力,且具有在重症医学科连续工作 3 年以上或三级医院重症医学科进修一年的经历。

(4)ICU 护士除掌握常规临床护理技术外,还应掌握各系统重症患者的常规护理,监护设备和信息系统的使用,氧疗技术,呼吸机常规使用技术,心脏除颤技术,重症康复一般技术;气道管理,各类导管的管理,各类输液泵(注射泵)的应用和管理,疼痛管理;各系统器官功能监测护理,血液净化护理,水、电解质及酸碱平衡监测护理,营养支持护理,心理护理;医院感染预防与控制,内镜使用及重症患者抢救配合技术等。

二、考核指标(见表 4-1-8)

表 4-1-8 重症医学科人员管理标准化考核指标

考核指标	目标值	计算公式	责任部门	考核频次
重症医学科床护比	1:3	重症医学科实际开放床位/同期重症医学科执业护士人数	护理部	季度

考核指标	目标值	计算公式	责任部门	考核频次
护士礼仪和行为规范执行率	≥95%	单位时间内检查符合要求项目数或分数/同一时间内检查的总项目数或分数×100%	护理部/病区	季度/月度
护理人员理论考核合格率	100%	护士考核合格人数/参加考核护士总人数×100%	护理部/病区	年度/月度
护理人员技术操作考核合格率	100%	护士考核合格人数/参加考核护士总人数×100%	护理部/病区	年度/月度

第八节　血液净化室人员管理

一、标准化内容

血液净化室必须配备具有资质的医师、护士和技师/工程师。工作人员应通过专业培训达到从事血液透析的相关要求。

1.人员配置及要求

(1)血液透析室应设护士长/护理负责人,负责各项规章制度的督促落实和日常管理,护理负责人应为本机构固定人员。三级医院护士长/护理负责人应具有中级及以上专业技术职务任职资格,接受血液净化专科护士培训,且具备1年以上透析护理工作经验。

(2)血液透析室护士必须取得护士执业证书,必须在三级医院接受血液净化护理专业培训3个月以上并经考核合格。

(3)应根据血液透析机和患者数量及透析室布局等,合理配备护士数量。每名护士每班次负责治疗和护理的患者应相对集中,且数量不超过5名透析患者。采用集中供透析液全自动透析系统时,护士每班次管理的患者数量可适当增多,但不超过8人。开展连续性肾脏替代治疗的血液透析室,每台机器配置1～2名或以上专职护士。

2.工作要求

(1)血液透析室护士按照医嘱执行医疗方案,观察患者情况及机器运行状况,严格执行核对制度、消毒隔离制度、无菌操作原则和各项技术操作规程,避免交叉感染。

(2)治疗过程中,医生、护士应密切观察治疗情况、病情变化、机器运转情况,如有病情变化及时处理,必要时通知上级医师。

二、考核指标(见表 4-1-9)

表 4-1-9　血液净化室人员管理标准化考核指标

考核指标	目标值	计算公式	责任部门	考核频次
护士礼仪和行为规范执行率	≥95%	单位时间内检查符合要求项目数或分数/同一时间内检查的总项目数或分数×100%	护理部/病区	季度/月度
护理人员理论考核合格率	100%	护士考核合格人数/参加考核护士总人数×100%	护理部/病区	年度/月度
护理人员技术操作考核合格率	100%	护士考核合格人数/参加考核护士总人数×100%	护理部/病区	年度/月度

第九节　消化内镜中心人员管理

一、标准化内容

(1)消化内镜中心应配备通过考核的专职内镜护士,护龄在 3 年以上,并通过临床急救相关的技能培训,熟练掌握心肺复苏、心电监护等基本急救技能和操作技术。

(2)每个操作室应设置 1 名护士,对于一些复杂的内镜诊疗操作,应设置 2 名护士。

(3)麻醉恢复室的专职护士数量与床位比宜为 1∶4～1∶2,负责监测并记录患者麻醉恢复情况。

(4)清洗消毒工作人员数量应与内镜中心的工作量相匹配,可由非医护人员担任,但必须接受内镜清洗消毒规范化培训并考核合格。

二、考核指标(见表 4-1-10)

表 4-1-10　消化内镜中心人员管理标准化考核指标

考核指标	目标值	计算公式	责任部门	考核频次
护士礼仪和行为规范执行率	≥95%	单位时间内检查符合要求项目数或分数/同一时间内检查的总项目数或分数×100%	护理部/病区	季度/月度
护理人员理论考核合格率	100%	护士考核合格人数/参加考核护士总人数×100%	护理部/病区	年度/月度
护理人员技术操作考核合格率	100%	护士考核合格人数/参加考核护士总人数×100%	护理部/病区	年度/月度

第十节　儿科人员管理

一、标准化内容

儿科病区人员管理包含本院护理人员、进修护士、实习护生等。

(1)三级医院儿科病房床护比应小于等于 1:0.6,原则上每名责任护士分管 6~8 名患儿。

(2)根据床位数配备足够数量的护理人员,普通新生儿病房护士人数与实际开放床位之比大于等于 0.5,新生儿重症监护病房(neonatal intensive care unit,NICU)护士人数与实际开放床位之比大于等于 1.5。原则上,每名责任护士分管 3 名及以下重症患儿或 6 名及以下轻症患儿。

(3)儿童重症监护病房(pediatric intensive care unit,PICU)护士人数与实际开放床位之比大于等于 2.5。

(4)新生儿病房护士长需具备中级及以上专业技术职务任职资格,且具有 2 年以上新生儿护理工作经验;新生儿护士必须经 3 个月以上严格的专业理论和技术培训,考核合格后才能上岗。

(5)PICU 护士长需具备中级及以上专业技术职务任职资格,且具有 3 年以上儿科护理工作经验。

二、考核指标(见表 4-1-11)

表 4-1-11 儿科人员管理标准化考核指标

考核指标	目标值	计算公式	责任部门	考核频次
儿科病房床护比	1:0.6	同期儿科病区实际开放床位数/儿科病区执业护士人数	护理部	季度
NICU 床护比	1:1.5	同期 NICU 实际开放床位数/NICU 执业护士人数	护理部	季度
PICU 床护比	1:2.5	同期 PICU 实际开放床位数/PICU 执业护士人数	护理部	季度
护士礼仪和行为规范执行率	≥95%	单位时间内检查符合要求项目数或分数/同一时间内检查的总项目数或分数×100%	护理部/病区	季度/月度
护理人员理论考核合格率	100%	护士考核合格人数/参加考核护士总人数×100%	护理部/病区	年度/月度
护理人员技术操作考核合格率	100%	护士考核合格人数/参加考核护士总人数×100%	护理部/病区	年度/月度

第十一节 高压氧科人员管理

一、标准化内容

1.人员配置

(1)2~14 人空气加压舱应配备 2 名及以上护士,14 人以上空气加压舱应配备 3 名及以上护士。

(2)每 1 台氧气加压舱单人舱(含婴儿氧舱)应配备护士 1~2 名。

(3)严格按照要求进行人员配置,拥有多台(种)舱(型)的单位应相应增加工作人员配备。

2.上岗要求

(1)高压氧科护理人员须持有《医用氧舱从业人员培训合格(上岗)证》方可上岗。

（2）高压氧护理人员必须参加经卫生行政部门指定培训机构的高压氧从业人员上岗培训，并取得《医用氧舱从业人员培训合格（上岗）证》。

（3）新入科（室）护理人员需在省级及以上三级甲等医院进修学习三个月，方可参加高压氧从业上岗培训。

（4）高压氧护理人员须具有护理专业专科以上学历，3 年以上临床护理工作经验，并通过临床急救相关的技能培训。

（5）高压氧护理人员要有良好的医德医风，身体健康，适应高气压环境下工作。

（6）凡患有以下疾病者不宜从事高压氧专业工作：减压病及其后遗症；自发性气胸、肺大泡；难控制的高血压病、心脏传导阻滞、病窦综合症；重度贫血、出血性疾病；各种因素导致耳咽管功能不全者；癫痫、精神疾病；氧敏感试验阳性者；其他不适宜从事高压氧环境的特殊情况。

3.工作要求

（1）认真履行岗位职责，遵守医院、科室各项规章制度及操作流程。

（2）坚守工作岗位，不迟到早退，工作时间不做与工作无关的事。

（3）掌握科室急救物品、药品及设备的使用，掌握相应急救技能及应急处置流程。

（4）做好进舱治疗的宣传教育，严格对进舱人员进行安全检查。

4.护士礼仪和行为要求

参照普通病房人员管理。

二、考核指标（见表 4-1-12）

表 4-1-12　高压氧科人员管理标准化考核指标

考核指标	目标值	计算公式	责任部门	考核频次
从业人员持证上岗率	100%	持证从业人员人数/从业人员总人数×100%	护理部/病区	季度/月度
护理人员理论考核合格率	100%	护士考核合格人数/参加考核护士总人数×100%	护理部/病区	年度/月度
护理人员技术操作考核合格率	100%	护士考核合格人数/参加考核护士总人数×100%	护理部/病区	年度/月度
护士礼仪和行为规范执行率	≥95%	单位时间内检查符合要求项目数或分数/同一时间内检查的总项目数或分数×100%	护理部/病区	季度/月度

第二章　环境管理标准化

第一节　普通病房环境管理

一、标准化内容

(1)科室环境布局合理,严格区分清洁区和污染区。各区由专人负责管理,保持室内清洁,定期做好消毒并记录。

(2)进入治疗室必须穿工作服、戴口罩,严格执行无菌技术操作规程及查对制度。

(3)科室物品定点放置,专人保管,及时请领,上报耗损,严格交接记录。用后归还原处,随时补充,以保证正常使用。

(4)无菌物品与非无菌物品分开放置,注明灭菌和失效日期,并在有效期内使用。

(5)冰箱内只存放需冷藏冷冻的药品、物品,温度保持在 2～8 ℃,每天保持清洁,每月除霜一次,以保证正常使用。

(6)使用后的物品处置符合消毒技术规范及医疗垃圾分类要求。

二、考核指标(见表 4-2-1)

表 4-2-1　普通病房环境管理标准化考核指标

考核指标	目标值	计算公式	责任部门	考核频次
病区综合管理合格率	≥95%	单位时间内检查符合要求项目数或分数/同一时间内检查的总项目数或分数×100%	护理部/病区	季度/月度

第二节 急诊科环境管理

一、标准化内容

（1）急诊科应当设在医院内便于患者迅速到达的区域，并邻近大型影像检查等急诊医疗依赖较强的部门。

（2）急诊科入口应当通畅，设有无障碍通道，方便轮椅、平车出入，并设有救护车通道和专用停靠处。

（3）急诊科应当设医疗区和支持区。医疗区包括分诊处、就诊室、治疗室、处置室、抢救室、观察室和急诊重症监护室，支持区包括挂号处、各类辅助检查部门、药房、收费处等部门。医疗区和支持区应当合理布局，以利于缩短急诊检查和抢救距离半径。

（4）急诊科应当有醒目的路标和标识，以方便引导患者就诊，与手术室、重症医学科等相连接的院内紧急救治绿色通道标识应当清楚明显。医院挂号、化验、药房、收费等窗口应当有抢救患者优先的措施。

（5）急诊科应当环境明亮，通风良好，候诊区宽敞，就诊流程便捷通畅，建筑格局和设施应当符合医院感染管理的要求；急诊科的空调供暖设施最好与住院部隔离，单独进行，避免交叉感染和混合感染。

（6）应适当加高加宽急诊科所有区域的门，便于病床和推床进出，减少障碍。

（7）急诊科及各区域和医技辅助部门应邻近，并有明显的标识，以方便患者检查，缩短院内诊治时间，减少滞留时间。

二、考核指标（见表 4-2-2）

表 4-2-2 急诊科环境管理标准化考核指标

考核指标	目标值	计算公式	责任部门	考核频次
病区综合管理合格率	≥95%	单位时间内检查符合要求项目数或分数/同一时间内检查的总项目数或分数×100%	护理部/病区	季度/月度

第三节　手术室环境管理

一、标准化内容

1.手术室环境分类

(1)洁净区内洁净辅助用房分类:洁净区内洁净辅助用房包括刷手间、术前准备室、无菌物品存放室、精密仪器设备室、护士站、洁净区走廊或任何洁净通道等。

(2)非洁净区内非洁净辅助用房分类:非洁净区内非洁净辅助用房包括用餐室、更衣室、休息室、换鞋处、值班室、非洁净区走廊或任何非洁净通道等。

2.手术室环境管理

(1)布局合理,区分明确。手术室严格按照二区三通道的原则运行,即洁净区、非洁净区,患者通道、工作人员专用通道、污物通道。

(2)严格区分洁、污流线,即医护人员、患者以及洁净物品作为清洁流线,手术后器械、敷料、污物等作为污物流线,严格区分,禁止洁污交叉。

(3)进入洁净区前,必须戴好帽子、口罩,禁止在洁净通道和非洁净通道之间随意穿越。

(4)不同区域及不同手术用房的清洁、消毒用具应分开使用。拖布、抹布应使用不易掉纤维的织物材料,用后清洗、消毒、晾干备用。

二、考核指标(见表 4-2-3)

表 4-2-3　手术室环境管理标准化考核指标

考核指标	目标值	计算公式	责任部门	考核频次
病区综合管理合格率	≥95%	单位时间内检查符合要求项目数或分数/同一时间内检查的总项目数或分数×100%	护理部/病区	季度/月度

第四节　麻醉科环境管理

现代麻醉学麻醉恢复室的设计应符合国家《综合医院建筑设计规范》(GB 51039—2014)、《医院消毒卫生标准》(GB 15982)等标准要求。

一、标准化内容

（一）麻醉恢复室的位置及环境

（1）麻醉恢复室应与手术室或其他实施麻醉或镇静镇痛的医疗区域紧密相邻，可减少患者转入时间，便于医师了解病情、处理患者，或患者出现紧急情况时能被及时送回手术室行进一步处理。

（2）麻醉恢复室设有层流系统，环境安静、清洁，光线充足。温度保持在20～25 ℃，湿度50％～60％。

（3）如有多个独立的手术室或其他需要麻醉科医师参与的医疗区域，可能需要设置多个麻醉恢复室。

（4）建议医院在建设和改造过程中将需要麻醉科医师参与的内镜检查/治疗室、介入治疗中心等区域集中管理，以提高麻醉恢复室资源利用率，保障患者安全。

（二）麻醉恢复室的设施配置

麻醉恢复室相关医疗设备的配置与 ICU 要求基本相同。

（1）监护设备：需有满足监测脉搏血氧饱和度、ECG、无创血压、呼气末二氧化碳、肌松功能、体温等功能的床旁监护仪，根据需求可以配备有创压力监测（直接动脉测压、中心静脉测压）、颅内压监测、心排血量测定等特殊监测设备，监护设备需处于备用状态，配备足够的便携式监护仪供转运患者使用。

（2）呼吸支持设备：应配备满足临床需求的呼吸机，邻近中心手术室的麻醉恢复室至少需有一台麻醉机。

（3）生化检测设备：麻醉科或麻醉恢复室至少需配置一台血气分析仪和凝血功能监测仪器，如血栓弹力图仪。

（4）中心监护站和麻醉信息系统：配备与床旁监护仪相连的中心监护站，系统记录麻醉信息和储存患者资料。

（5）至少配备 1 台除颤仪。

（6）其他设备和设施：输液泵、急救车、困难气道车、超声仪、纤维支气管镜、保温及加温设备（如加温毯、空气净化装置或消毒装置）等。

（7）病床：采用可移动式转运床，应有可升降的护栏和输液架，且能调整体位，床头应配备一定数量的电源插孔、氧气管道接口、医用空气管道接口、负压吸引管道接口，开放式的床位可以使观察患者更方便，并在保障患者安全的前提下，保护患者的隐私。

(8)必要的物品储存区域和生活、休息、办公区域。

(9)可以根据医院的外科特色建立专科麻醉恢复区及儿童麻醉恢复区。

二、考核指标(见表 4-2-4)

表 4-2-4　麻醉科环境管理标准化考核指标

考核指标	目标值	计算公式	责任部门	考核频次
病区综合管理合格率	≥95%	单位时间内检查符合要求项目数或分数/同一时间内检查的总项目数或分数×100%	护理部/病区	季度/月度

第五节　消毒供应中心环境管理

一、标准化内容

消毒供应中心区域分为清洁区域和污染区域。

(1)工作人员按要求着装。

(2)每日按要求进行台面、地面及物体表面的清洁擦拭及消毒。

(3)各缓冲间配备手卫生设施及洗手流程图。

(4)若工作区域台面被污染,需及时进行清洁和消毒处理。

(5)所有回收的复用医疗器械均为污染物,工作人员必须遵循标准预防。

(6)工作人员进入清洁区域需洗手或进行手消毒。

(7)人员离开污染区域必须脱去所有防护设备,及时进行手卫生。

(8)每季度行一次环境卫生学监测,根据结果进行分析整改。

二、考核指标(见表 4-2-5)

表 4-2-5　消毒供应中心环境管理标准化考核指标

考核指标	目标值	计算公式	责任部门	考核频次
病区综合管理合格率	≥95%	单位时间内检查符合要求项目数或分数/同一时间内检查的总项目数或分数×100%	护理部/病区	季度/月度

第六节　核医学科环境管理

一、标准化内容

（1）核医学场所地址的选取应充分考虑周围场所的安全，不应邻接产科、儿科、食堂等部门，尽可能做到相对独立布置或集中设置，宜有单独出口、入口，出口不宜设置在门诊大厅、收费处等人群密集区域。

（2）核医学诊疗工作区域，控制区的入口和出口应设置门锁权限控制和单向门等安全措施，限制患者或受检者的随意流动，保证工作场所内的工作人员和公众免受不必要的照射。

（3）核医学放射工作场所应划分为控制区和监督区，布局合理。控制区一般包括使用非密封源核素的房间（放射性药物贮存室、给药室等）、扫描间、给药后候诊室、放射性废物储藏室、保洁用品储存场所等。监督区一般包括控制室、员工休息室、更衣室、医务人员卫生间等。

（4）核医学场所中的相应位置应有明确的患者或受检者导向标识或导向提示；控制区的入口应设置电离辐射警告标志，扫描室外防护门上方应设置工作状态指示灯，盛放放射性物质的容器表面应设置电离辐射标志，回旋加速器机房内、药物制备室应安装固定式剂量率报警仪。

（5）核医学工作场所控制区的用房应根据适用的核素种类、能量和最大使用量，给予足够的屏蔽防护。在核医学控制区外人员可达处，距屏蔽体外表面 0.3 米处的周围剂量当量率控制目标值应不大于 2.5 μSv/h，控制区内屏蔽体外表面 0.3 米处的周围剂量当量率控制目标值应不大于 25 μSv/h，宜不大于 2.5 μSv/h；核医学工作场所的分装柜或生物安全柜应采取一定的屏蔽防护，以保证柜体外表面 5 cm 处的周围剂量当量率控制目标值不大于 25 μSv/h；同时，该场所及周围的公众和放射工作人员应满足个人剂量限值要求。

（6）核医学科工作场所的放射性表面污染控制水平应按照标准要求在日常护理工作前后分别进行监测。

二、考核指标(见表 4-2-6)

表 4-2-6　核医学环境管理标准化考核指标

考核指标	目标值	计算公式	责任部门	考核频次
病区综合管理合格率	≥95%	单位时间内检查符合要求项目数或分数/同一时间内检查的总项目数或分数×100%	护理部/病区	季度/月度

第七节　介入诊疗科环境管理

一、标准化内容

(一)布局要求

科室内设三个区域,即限制区、半限制区、非限制区,各区域间标识明确;设医务人员通道、患者通道及污物通道。

(1)限制区包括手术间、刷手间、无菌物品间、控制间及机房等。

(2)半限制区包括办公室、医护休息室、仪器室、药品室、库房等。

(3)非限制区包括男女更衣室、浴室、污物间、餐厅、卫生间、接待室等。

(二)设施要求

1.介入手术间

(1)手术间面积为 $50\sim60$ m²;地面需平整、光滑、无缝隙;采用抗菌、耐磨、防滑、耐腐蚀、易清洗、不易起尘与不开裂的材料制作;墙壁采用防腐蚀、抗冲击、易清洗材料,需光滑、不脱落,门窗要紧密、宽大。

(2)手术室内存放必需的设备,如数字减影血管造影(digital subtraction angiography,DSA)、手术器械车、抢救车、壁式输氧装置、壁式吸引装置、除颤仪、心电监护仪等。

2.控制间

控制间与手术间一墙之隔,一般要求面积为 $10\sim14$ m²,观察窗为铅玻璃,设有 DSA 操作控制台、监护器、刻录机、录像设备等。

3.刷手间

(1)布局以术者行外科手消毒后进入手术间距离最短为原则。

（2）配置刷手池和非手动开关洗手水龙头，以每间手术间有至少 2 个水龙头为标准。

4.无菌物品存放间

（1）用以储存手术所需的无菌敷料与器械及一次性无菌手术用品。

（2）室内物品存放应距天花板≥50 cm，距墙≥5 cm，距地面高度≥20 cm。

（3）各类物品按有效期定点存放，标识明确。

5.污物处理间

污物处理间应设置在非限制区，设有专用的清洗拖把、倾倒术后的血液或体液及用于浸泡污染手术器械的水池或容器，暂存一次性医疗废弃物容器等。

二、考核指标（见表 4-2-7）

表 4-2-7　介入诊疗科环境管理标准化考核指标

考核指标	目标值	计算公式	责任部门	考核频率
病区综合管理合格率	≥95％	单位时间内检查符合要求项目数或分数/同一时间内检查的总项目数或分数×100％	护理部/病区	季度/月度

第八节　重症医学科环境管理

一、标准化内容

（1）三级综合医院重症医学科床位数不少于医院病床总数的 5％，床位使用率以 75％为宜，尽量每天至少保留一张空床以备应急使用。

（2）ICU 单间病房使用面积不少于 18 m²，多人间病房床间距不少于 2.5 m。

（3）ICU 应规划合理的包括人员流动和物流在内的医疗流向，分医务人员、患者和污物等通道。

（4）ICU 整体布局合理，分为医疗区、办公区、污物处理区和生活辅助区等功能区，各区域相对独立。功能用房与病房面积之比一般应达到 1.5:1 以上。

（5）病区有良好的自然采光和通风条件：为保持室内空气环境，应独立控制各功能区每个单间的温湿度；装备空气净化系统，根据需要设置空气净化等级；必要时能够保证自然通风。

（6）应当严格限制非医务人员的访视。如确有必要,应限制访视人数和访视时间,按照相关规定穿着防护用品。

二、考核指标(见表4-2-8)

表4-2-8　重症医学科环境管理标准化考核指标

考核指标	目标值	计算公式	责任部门	考核频次
病区综合管理合格率	≥95%	单位时间内检查符合要求项目数或分数/同一时间内检查的总项目数或分数×100%	护理部/病区	季度/月度

第九节　血液净化室环境管理

一、标准化内容

1.候诊区和接诊区管理

候诊区和接诊区既是患者等候区域,也是患者称量体重,医护人员分配患者透析单元、评估生命体征、制订治疗方案以及开取处方和化验单等的工作区域,应注重该区域的秩序管理。

（1）教育患者遵守透析室规章制度,积极配合医护人员工作,保障就诊和治疗有序。

（2）保持透析等候区、更衣室安静、整洁。

（3）应保持患者等候区地面清洁、防湿滑,不得摆放杂物,避免患者跌绊。

（4）在人群集中高峰时段,安排专人进行疏导和管理。

2.治疗准备室管理

治疗准备室是放置各种药物和无菌物品的清洁区域,设置在血液透析室(中心)清洁区的位置。每班次应设置专职护士进行相关操作,进出该区域的人员应由透析中心的管理人员授权,封闭管理。

3.血液透析治疗室管理

（1）透析治疗室/区应禁止摆放鲜花、带土植物及水生植物水族箱,不得存放工作人员的生活用品。

（2）透析治疗室/区不能存放非本班次的未使用透析耗材、浓缩液及消毒用品。

（3）透析机开机、透析管路安装及预冲期间，患者及其照护人员不能进入透析治疗室/区。

（4）一个透析单元不能同时放置多个患者的治疗用品。

（5）透析治疗室/区应达到《医院消毒卫生标准》（GB 15982—1995）中规定的Ⅲ类环境。

4.水处理间管理

（1）水处理间应授权封闭管理。

（2）保持地面清洁、干燥，不得堆放杂物。

（3）使用过的透析液桶、消毒液桶等放置在专门污染区，不能与未使用桶装液体混放。

（4）各种水质监测工具应独立存放，保存完好，效期、功能状态正常。

（5）水处理间应达到《医院消毒卫生标准》（GB 15982—1995）中规定的Ⅲ类环境。

5.洁具间管理

洁具间是存放各种保洁工具及其清洗、消毒的场所。

（1）洁具间保持干净整齐，通风良好，无异味。

（2）清洁用具应分区使用，分开放置各区域清洁用具，并在清洁用具上做清晰标识。

（3）配置清污分区的水池和拖布清洗池，各区域清洁工具分别冲洗、消毒，分开干燥存放。

二、考核指标（见表 4-2-9）

表 4-2-9　血液净化室环境管理标准化考核指标

考核指标	目标值	计算公式	责任部门	考核频次
治疗室消毒合格率	空气平均菌落数≤4.0（5分钟）CFU，Ⅲ和物品表面平均菌落数≤10.0 CFU/cm²	治疗室消毒合格月份/12×100%	护理部/病区	年度
病区综合管理合格率	≥95%	单位时间内检查符合要求项目数或分数/同一时间内检查的总项目数或分数×100%	护理部/病区	季度/月度

第十节　消化内镜中心环境管理

一、标准化内容

（1）环境布局合理，标识清楚，设置候诊区、术前准备区、诊疗操作区、麻醉恢复区、清洗消毒区、综合办公区等功能区域，区别医务人员通道和患者通道。

（2）应根据开展的内镜诊疗项目设置相应的诊疗室。

1）每个内镜诊疗操作间的使用面积原则上不小于 20 m²，设有诊疗床、主机（含显示器）、吸引器、吸氧装置、心电监护仪、治疗车等。

2）进行经内镜逆行胰胆管造影术（encoscopic retrograde cholangio pancreatography，ERCP）诊疗的操作室面积原则上不小于 35 m²，应配有相应的控制室及配套设备辅助用房，且必须符合辐射安全要求。

3）灭菌内镜的诊疗环境应至少达到非洁净手术室的要求。

4）不同疾病系统（如呼吸、消化系统）软式内镜的诊疗工作应分室进行。

（3）麻醉恢复区的规模应与内镜操作室的规模相适应，麻醉内镜操作室与恢复区床位的理想比例为 1：2.5。麻醉恢复区应配置必要的监护设备、给氧系统、吸引系统、急救设备。

（4）清洗消毒室应独立设置，并保持通风良好。如采用机械通风，宜采取"上送下排"方式，换气次数宜≥10 次/小时，最小新风量宜达到 2 次/小时。配备相应规模的清洗消毒设备，包括全自动和（或）人工内镜洗消设备、附件超声清洗机器、测漏装置、干燥装置等。

（5）内镜器械储存区对空气的湿度有要求，相对湿度常年保持在 30%～70%，且要满足避光、干燥、清洁的要求。

（6）设置独立的污物处理间，收集医疗废弃物。

二、考核指标（见表 4-2-10）

表 4-2-10　消化内镜中心环境管理标准化考核指标

考核指标	目标值	计算公式	责任部门	考核频次
病区综合管理合格率	≥95%	单位时间内检查符合要求项目数或分数/同一时间内检查的总项目数或分数×100%	护理部/病区	季度/月度

第十一节 儿科环境管理

一、标准化内容

1.小儿血液科移植病房

(1)分开安置移植后患儿与非移植患儿。

(2)禁止无关人员出入移植区,移植区责任护士着清洁洗手衣,离开区域时加穿隔离衣。

(3)保持洗手衣清洁,每天更换。

2.新生儿病房环境管理

(1)新生儿病房的建筑布局应符合环境卫生学、医院感染预防与控制的原则,做到布局合理、分区明确、人物分流、标识清晰,以最大限度减少各种干扰和交叉感染,同时满足医护人员便于随时接触和观察患儿的要求。新生儿监护室的家属接待室应尽量方便家属快捷地与医务人员取得联系。应设置探视通道及视频系统,保证家长可观察到患儿。

(2)新生儿病房的整体布局应使放置病床的医疗区域、医疗辅助用房区域、污物处理区域和医务人员生活辅助用房区域等有相对的独立性,以减少彼此之间的相互干扰并有利于控制感染。

(3)新生儿病房的床位空间应当满足患儿医疗救治的需要,新生儿重症监护单元净使用面积不少于 6 m²,间距不小于 1 m;其他床位每床净使用面积不少于 3 m²,间距不小于 0.8 m。陪护病室每床净使用面积不低于 12 m²。省(自治区、直辖市)级危重新生儿救治中心每床净建筑面积抢救单元大于等于 6 m²,其他级别医院的床单元大于等于 3 m²,床间距应大于等于 0.9 m。

(4)新生儿病房采用双路供电或备用的不间断电力系统,可保证应急情况下的供电,配备功能设备吊塔应是独立的反馈电路供应。

(5)新生儿病房地面覆盖物、墙壁和天花板符合环保要求,尽量采用高吸音建筑材料。除了患儿监护仪器的报警声外,电话铃声、打印机等仪器发出的声音等应降到最低水平。

(6)每间新生儿病房应配备 1～2 套非手触式洗手设施。

(7)足月儿病房保持室温在 22～24 ℃,早产儿病房保持室温在 24～26 ℃,相对湿度为 55%～65%。

(8)通风、采光良好。可采取自然通风,也可采取机械通风,应安装空气消毒设施。

3.儿童重症监护室环境管理

(1)PICU 的床位数量应达到所在医院儿童病床数的 5% 以上,每个管理单元以设 8～12 张床位为宜;床位使用率以 80%～85% 为宜。

(2)PICU 病房位置应便于患儿转运、检查和治疗。

(3)每张病床的占地面积为 15～18 m²,根据临床实际需求配置负压病房。

(4)病房建筑装饰必须满足不产尘、不积尘、耐腐蚀、防漏防毒、防静电、容易清洁和符合防火要求。PICU 应备有不间断电力系统(uninterruptible power supply,UPS)和漏电保护装置。

(5)病房地面覆盖物、墙壁和天花板应尽量采用高吸音建筑材料。除了患儿监护仪器的报警声外,电话铃声、打印机等仪器发出的声音等应降到最低水平。

(6)每间病房应配备 1 套非手触式洗手设施。

(7)有自主的温湿度调控系统,使医疗区域的室温保持在 22.5～25.5 ℃。

(8)通风、采光良好。可采取自然通风,也可采取机械通风,应安装空气消毒设施。

二、考核指标(见表 4-2-11)

表 4-2-11　儿科环境管理标准化考核指标

考核指标	目标值	计算公式	责任部门	考核频次
病区综合管理合格率	≥95%	单位时间内检查符合要求项目数或分数/同一时间内检查的总项目数或分数×100%	护理部/病区	季度/月度

第十二节　静脉用药调配中心环境管理

一、标准化内容

(1)静脉用药调配中心整体布局、各功能区设置和面积应当符合文件和指南的规定,与其工作量相适应。功能区主要包括洁净区、非洁净控制区和辅助工作区,应当合理划分各功能区,在不同区域之间形成合理的缓冲区域,严格控制交叉污染风险。

（2）静脉用药调配中心洁净区主要包括调配操作间、一次更衣室、二次更衣室及洗衣洁具间；非洁净控制区主要包括普通更衣室，清洁间，用药医嘱审核、打印输液标签、贴签摆药、成品输液核查、包装及配送等区域；辅助工作区包括药品库、物料贮存库、药品脱包区、转运箱和转运车存放区等。

（3）洁净级别要求：一次更衣室、洁净洗衣洁具间为 8 级（十万级）；二次更衣室、调配操作间为 7 级（万级）；层流操作台为 5 级（百级）。洁净区净化标准应符合国家相关规定，经检测合格后方可投入使用，并按照要求定期对不同洁净区域的空气和物体表面进行检测，以评估该区域环境质量状况。

（4）静压差要求：①电解质类等普通输液与肠外营养液洁净区各房间压差梯度：非洁净控制区＜一次更衣室＜二次更衣室＜调配操作间；相邻洁净区域压差 5～10 Pa；一次更衣室与非洁净控制区之间压差≥10 Pa。②抗生素及危害药品洁净区各房间压差梯度：非洁净控制区＜一次更衣室＜二次更衣室＞抗生素及危害药品调配操作间；相邻洁净区域压差 5～10 Pa；一次更衣室与非洁净控制区之间压差≥10 Pa。③调配操作间与非洁净控制区之间压差≥10 Pa。

（5）药品贮存库及周围环境应能确保各类药品的质量与安全储存，分设冷藏、阴凉和常温区域，库房相对湿度 40％～65％。按药品性质与储存条件分类定位存放，建立领取、验收、存储、养护登记记录，定期检查，每月盘点，保证账务相符。

（6）洁净区每天进行清洁消毒，所用工具不得与其他功能区混用。所选消毒剂应定期轮换，不会对设备、药品、成品输液和环境产生污染。有专人定期清洗、更换空气过滤器，做好记录。进入洁净区域的人员数应当严格控制。

（7）静脉用药调配中心的工作人员应严格遵守科室各项规章制度，进入洁净区，需着装整齐清洁，不佩戴戒指、手链等饰品，按照规定和程序进行更衣。工作服的材质、式样和穿戴方式，应当与各功能室的不同性质、任务与操作要求、洁净级别相适应，不得混穿，并应分别清洗。

二、考核指标（见表 4-2-12）

表 4-2-12　静脉用药调配中心环境管理标准化考核指标

考核指标	目标值	计算公式	责任部门	考核频次
空气沉降菌检测合格率	100％	单位时间内空气沉降菌检测符合要求份数/同一时间内空气沉降菌检测的总份数×100％	护理部/病区	季度/月度

考核指标	目标值	计算公式	责任部门	考核频次
物体表面微生物检测合格率	100%	单位时间内物体表面微生物检测符合要求份数/同一时间内物体表面微生物检测的总份数×100%	护理部/病区	季度/月度
手卫生监测合格率	100%	单位时间内手卫生采样检测符合要求份数/同一时间内手卫生采样检测的总份数×100%	护理部/病区	季度/月度

第三章 药品管理标准化

一、急救备用药品管理

（1）病区保存一定数量备用药物，便于住院患者应急使用，用后补充，每班检查交接。

（2）根据药品的种类、性质，定位存放，专人管理。

（3）每月清点、检查药品质量，防止积压变质。如有沉淀、变色、过期、标签模糊或涂改者，不得使用。

（4）凡抢救药品，必须存放在抢救车内，或设专用药箱存放。

二、高警示药品管理

（1）高警示药品是指药理作用显著且迅速、若使用不当或发生用药错误会对患者造成严重伤害或致其死亡的药品，包括高浓度电解质制剂等。其一旦使用错误，可能对患者造成严重伤害。

（2）应定位放置高警示药品，定量储存，每班交接，设醒目标识。

（3）建立高警示药品专用标识，对于所有高警示药品存放处，均按相应级别标识相应的高警示药品警示标识。

（4）护理人员在执行高警示药品医嘱时，应严格执行操作规程并加强使用中观察。

三、麻醉、精神药品管理

（1）麻醉和一类精神药品应在保险柜中存放，双人双锁，专人负责，按需保持一定基数。

（2）建立药品清点、使用登记本，每班交接，认真记录，签全名。

（3）麻醉和一类精神药品的使用应严格遵医嘱执行，工作人员不得私自取用或外借。

(4)使用麻醉、精神药品后,由具备麻醉处方开具权的医师开具专用处方,护理人员到药房领取药物,24 小时内补充。

(5)定期检查麻醉、精神药品的使用情况,有检查清点记录。若发现药品有变质、沉淀、变色、过期及标签模糊等,应及时报药学部处理。护士长每周检查并签字。

(6)医嘱执行完毕,麻醉药品和第一类精神药品注射液如有剩余药液,应在摄像头监控下按下列方法处理:随水龙头水流冲入下水道或用水冲入医疗垃圾桶内。处理过程须有 2 人在现场,做好记录并双人签字。

(7)使用后的空安瓿、废贴应回收并交回药学部相关药品调剂室。

四、患者自备药品管理

(1)自备药品是指在本次住院期间患者使用,由本人或家属带入我院,而医院药学部门目前不能供应的药品。

(2)自备药品由护理人员保管,按要求储存,统一发放。

(3)护理人员执行自备药品医嘱,做好记录并保存 3 个月。

(4)医护人员如发现患者在住院期间私自用药,应立即制止并告知主治医师。

(5)医务人员不得给患者使用无医嘱的任何药品。

(6)特殊情况应上报院药事管理与药物治疗学委员会审批、备案。

五、放射性药品管理

1.场所与资质管理

(1)放射性药品是指用于临床诊断或治疗的放射性元素制剂或其标记药物。科室应严格遵照国家相关标准和医院的相关制度和要求,做好放射性药品的管理与登记。

(2)放射性药品的存储场所应实施"双人双锁"管理。放射性药物应置于辐射防护装置内,单独存放,不得与易燃、易爆、腐蚀性物品等一起存放,应确保对人和环境无影响。

(3)使用放射性药品人员必须经过核医学技术专业培训并通过考核。非专业技术人员或未经培训、批准者不得从事放射性药品的使用工作。

2.放射性药品的使用管理

在临床工作中,应做好放射性药品的采购、接收、保管、抽检、使用、归还、退回工作。

（1）检查前一日，根据预约检查情况订购检查当日需使用的药物。

（2）检查当日，放射性药品送达后，工作人员现场交接，核对无误后与送货人员签字确认，放置在放射性药物暂存处。

（3）根据国家标准 GB Z120—2020 做好放射性药品活度的检测，对外购的按人份分装的放射性药物(^{99m}Tc)活度进行抽样检测，抽样率不应小于 10％；按人份分装的放射性药物活度实测值与期望值偏差应不大于 ±10％，并在放射性药品验收登记本上做好验收登记，做好放射性药品储存场所"双人双锁"的管理并签字记录。

（4）在为患者注射放射性药品时，严格遵守安全用药流程，做好相应的防护措施，保证注射人员和患者的安全，并对使用的药品进行临床质量检验，登记在放射性药品使用记录本中。

（5）使用后的放射性药品空容器在放射性药品暂存处集中存放，归还生产厂家并登记签字确认。

（6）如有未使用的放射性药品，应及时联系生产厂家取回并登记标注。

六、急诊科急救备用药品管理

（1）急救备用药品包括抢救车药品、常用备用药品和大输液。

（2）急诊科根据医疗需要和《急诊科建设与管理指南（试行）》拟定急救备用药品品种目录和数量清单。

抢救室急救药品包括：心脏复苏药物，呼吸兴奋药，血管活性药，利尿及脱水药，抗心律失常药，镇静药，止痛、解热药，止血药，常见中毒的解毒药，平喘药，纠正水电解质酸碱平衡类药，各种静脉补液液体，局部麻醉药，激素类药物等。

观察室、监护室和病房急救备用药品的通用部分品种由药学部会同护理部共同制定，数量自定；专用部分的品种和数量根据各使用部门情况自定；常用备用药和大输液基数根据科室需要制定。

（3）急诊科急救备用药品的日常管理工作由科室负责，护士长为负责人，由其指定一名护士任急救备用药品保管员，负责药品的保管、领取、补充等具体管理工作，药学部负责监督管理。

（4）急救备用药品应严格按照药品说明书的要求，参照药学部相关规定进行储存、保管。需冷藏的药品必须冷藏；须避光、密闭保存的药品，应按要求保存。保证一药一位，并贴标签写明药品通用名、规格和数量。对同品种不同规格药品和看起来或听起来像的药品要有醒目标识，防止差错。对高警示药品，应单独或与其他药品区别存放,并贴高警示药品专用标识,保障患者用药安全。

(5)领取、摆放、使用急救备用药品时,必须注意批号和有效期,应对近效期药品(有效期≤6个月)进行登记管理;当同一品种药品有两种以上批号时,应对效期最近的批号用无字的签条做标识,以便使用药品时做到用旧存新。

(6)急救备用药品保管人员应每月检查一次药品外观质量,若发现有沉淀、变色、潮解、过期、标签模糊、包装损坏和其他可能影响药品质量的情形,应停止使用,并按程序报损和补领。

(7)必须在有效期内使用药品,过期不得使用。各使用部门应每月自查一次,有效期短于一个月的药品,原则上不得继续存放和使用(特殊情况除外)。

七、静脉用药调配中心药品管理

1.药品采购

药品采购严格遵守国家相应法规及医药卫生行政部门所颁布或修订的一系列药政法规,依据医院严格完整的管理办法,严格执行《药品管理法》,严防伪、劣、假药混入。

2.药品储存

静脉用药调配中心属于医院药剂科的二级药库,其品种、数量、规格应符合实际需求。入库药品按照"分区分类、货位编号"的管理方法进行定位存放,有明确标识。药库应具备符合要求的温湿度环境,并有避光、遮光、通风、防潮、防虫、防鼠等措施,定时监测温湿度并做好记录。拆除外包装的药品应分类集中存放。

(1)普通药品:药品应严格按照说明书要求的储存条件储存于常温(10～30 ℃)、冷藏[2～10 ℃(前列地尔注射液要求储存于0～5 ℃)]、阴凉处(不宜高于20 ℃)等,并同时满足避光(避免日光直射)、遮光(指用不透光的容器包装)及湿度要求(35%～75%)。

(2)高警示药品:实行分级管理,将其分为A级、B级、C级,需要进行安全用药警示的药品应统一粘贴安全用药警示标识,每次操作前双人复核,实行批号追踪,做到账目相符。

3.药品上架

药品上架前应检查药品的名称、规格及批号,根据药品的属性和剂型分类定位存放,定期检查药品效期,按照"先进先出、近效期先用"原则出库、摆放发药,外观相似或名称相近的易混淆药品宜分开摆放贮存。

八、考核指标(见表 4-3-1)

表 4-3-1　药品管理标准化考核指标

考核指标	目标值	计算公式	责任部门	考核频次
急救药品完好率	100％	单位时间内检查符合要求件数/同一单位时间内检查的总件数×100％	护理部/病区	季度/月度
急救备用药品管理合格率	≥95％	单位时间内检查符合要求项目数或分数/同一时间内检查的总项目数或分数×100％	护理部/病区	季度/月度
高警示药品管理合格率	≥95％	单位时间内检查符合要求项目数或分数/同一时间内检查的总项目数或分数×100％	护理部/病区	季度/月度
麻醉、精神类药品管理合格率	≥95％	单位时间内检查符合要求项目数或分数/同一时间内检查的总项目数或分数×100％	护理部/病区	季度/月度
患者自备药品管理合格率	≥95％	单位时间内检查符合要求项目数或分数/同一时间内检查的总项目数或分数×100％	护理部/病区	季度/月度
放射性药品管理合格率	100％	单位时间内检查符合要求项目数或分数/同一时间内检查的总项目数或分数×100％	护理部/病区	季度/月度

第四章　耗材管理标准化

一、普通病房耗材管理

(1)对于病区耗材管理,严格执行医用耗材验收入库制度,并做好记录。

(2)按灭菌先后顺序摆放和使用无菌耗材,每月盘点记录。

(3)将无菌耗材存放于阴凉干燥、通风良好的物架上,科室不得存放使用包装破损、失效、霉变的无菌耗材。

(4)不得重复使用一次性无菌耗材,对使用过的一次性无菌耗材,须按院内感染性废物处理。

(5)使用无菌耗材发生不良事件时,应按医院相关医疗器械不良事件监测报告管理制度上报。

二、手术麻醉耗材管理

(1)手术室设库房管理小组,对手术室耗材进行专人集中管理。

(2)库房管理人员根据手术需要及时制订请领计划,定期检查,避免耗材积压及短缺,保证手术供应。

(3)接收耗材时,库房管理人员要与配送人员对照出库单进行认真核对,包括耗材名称、数量、价格、生产厂家等,要检查一次性无菌耗材的包装、有效期、灭菌标识、条码等项目。

(4)所有进入手术室的耗材必须是医院招标的产品,经过耗材中心验货后由配送人员送至手术室。

(5)严禁手术医生私自将手术耗材带入手术室使用。

(6)高值耗材实行备货管理:根据手术使用情况在手术室储备一定基数的高值耗材,备货产品必须经耗材中心同意并且验货后配送至手术室,禁止厂家直接将货物送至手术室。

(7)耗材进入手术室后,库房管理人员要按清洁、无菌物品分别放置,一次性无菌物品执行近效期先用的原则,定期检查,避免过期。

(8)低值耗材由库房管理人员根据手术间使用情况定期请领,巡回护士负责按照基数补充,每周进行效期检查、整理。

(9)高值耗材由巡回护士在 SPD(supply——供给/processing——分析加工/clistribution——配送)柜取用后,核对 SPD 码与产品信息是否相符,及时记账,做好产品追溯。

(10)耗材收费管理:严格执行物价标准,严禁将不能收费的项目进行收费,不多收,不漏收。耗材使用后由巡回护士负责记账,填写到手术收费单上。手术室设专职收费人员负责对收费情况进行核查,有疑问及时与巡回护士沟通。

(11)植入物的管理

1)手术医生根据手术需要填写植入物使用申请单并通知器械厂商到耗材中心扫码验货,检验后的产品由耗材配送人员送至手术室。

2)使用植入物时,由手术医生、巡回护士、器械护士共同核查,确定使用的植入物的名称、数量及价格。巡回护士负责扫码记账,打印两份植入性医疗器械使用登记表,一份随病历存档,一份由医学工程部存档。

(12)库房管理人员每月对出库单进行统计、整理,检查后保留存档。

三、介入诊疗科耗材管理

(1)介入诊疗科医用耗材设由专人管理。

(2)根据临床需要,执行按需进货,加快库存周转。介入诊疗科二级库管理人员根据耗材使用情况向 SPD 物流中心库房提交医用耗材申请单,采购人员审核无误,向供货单位发出采购申请,由供货单位根据申请进行配送。介入类高值医用耗材供货商须在医院备货,执行扫码验收入库程序,不得备货使用未经医学工程部管理人员验收的产品。

(3)对急需使用的新增高值医用耗材,科室填写"医疗器械准入申请审批表",按审批程序办理准入手续,经医学工程部审核、相关部门负责人和分管院领导签字批准后方可使用。

(4)介入医用高值耗材必须经医学工程部材料仓库进行验收扫码。介入诊疗科不得使用无注册证、无合格证明、过期、失效或按国家规定在技术上被淘汰的高值医用耗材。

(5)科室高值耗材实行 SPD 智能柜统一管理,密码识别取用。医用耗材入库,由二级库专管人员与分管护士检查医院验收标识、耗材名称、品牌、规格、型号、数量、灭菌日期、失效日期、外包装等,确认无误方可移入介入诊疗科二级库存。

（6）使用医用耗材前,应当检查耗材的包装及其有效期限。不得使用包装破损、标识不清、超过有效期限或者安全性与有效性受到影响的耗材。

（7）高值耗材实行条形码追溯管理,科室使用后扫码登记,在病历中有耗材的使用识别标志记录,具有可追溯性。使用科室需及时打印"植入性医疗器械使用登记表"（以下简称登记表）。登记表包括患者姓名、身份证号、住院号、床号、手术名称、手术时间,所用耗材名称、品牌、规格型号、批号、数量、生产商名称、供应商名称以及手术医生、护士等信息。登记表作为耗材使用凭证,要求手术医生和护士分别签字。登记表一式两联,一联放入病历,一联由医学工程部留存备档。

（8）植入性医疗器械使用记录永久保存,相关资料应当纳入信息化管理系统,确保信息可追溯。

（9）不得重复使用一次性使用的医用耗材;使用后按照医院感染管理科有关规定销毁,并做记录。

（10）若医用耗材在正常使用情况下发生可疑不良事件,应按规定及时上报。

（11）每日查看二级库耗材使用情况,每月月底进行耗材总盘点,保证账物相符。

四、考核指标（见表 4-4-1）

表 4-4-1　耗材管理标准化考核指标

考核指标	目标值	计算公式	责任部门	考核频次
耗材管理合格率	≥95%	单位时间内检查符合要求项目数或分数/同一时间内检查的总项目数或分数×100%	护理部/病区	季度/月度

第五章 仪器设备管理标准化

一、普通病房仪器设备管理

（1）医疗设备应专人负责，定位放置，定期检查、清洁、保养、消毒，用后物归原处，每班清点签字。

（2）按照操作规程正确使用各种医疗设备，新进医护人员需培训后方可使用。

（3）保证医疗设备性能良好，配件齐全，安全使用。若发生故障，及时维修并记录。

（4）医学工程部每月巡检，做好记录。

二、儿科特殊科室仪器设备管理

（1）新生儿病房、儿童重症监护病房按照功能任务要求系统化配置设备，如新生儿暖箱、辐射抢救台、电子婴儿秤、负压吸引器、喉镜、复苏气囊、蓝光治疗仪、微量血糖仪、经皮黄疸测定仪、氧浓度测定仪、微量输液泵、注射泵、监护仪、血气分析仪、有创及无创呼吸机、血液透析机等。新生儿内科以外的技术项目如专科诊疗、辅助诊断、辅助治疗等所需的设备，如果院内相关专科不能提供保障，应在新生儿病房配置，保证开展应有的监护和诊疗技术项目，如眼底成像仪、B超机等。

（2）小儿血液病房层流床使用前、后均使用 500 mg/L 含氯消毒液擦拭围帘并清洗滤网。使用中的层流床隔日紫外线照射消毒 30 分钟，每 7 天用 500 mg/L 含氯消毒液擦拭围帘并清洗滤网。紫外线灯管每周用 75％酒精擦拭消毒一次。层流床每月进行空气监测，每季度进行紫外线强度监测。紫外线治疗仪导子用后使用 75％酒精浸泡 30 分钟，清水冲洗、晾干后备用。感染患者与非感染患者分开使用。红外线治疗仪每日使用清水抹布擦拭尘埃，如有患者体液、分泌物污染，可使用 75％酒精或 500 mg/L 含氯消毒液擦拭。红外线治疗仪根据患儿耐受程度调节热度和时间。

（3）其余参照普通病房仪器设备管理。

三、急诊科仪器设备管理

（1）医疗设备使用人员必须经过专业培训，掌握该设备的性能、特点和基本操作方法，未经培训的人员不得使用。

（2）应根据本科室的设备数量和实际情况，指定一名或两名医疗设备质量安全管理员，负责本科室设备的日常管理、保养和检查。

（3）建立健全医疗设备管理文件夹和使用维护记录。对于价值在10万元以上的设备，每台都要建"医疗设备使用记录本"，逐项填写相关内容。急救、生命支持类设备每天都需填写使用记录，实时记录设备使用及维修保养情况。

（4）医疗设备实行三级保养制度：一级保养由科室使用人员负责，主要包括设备的外部清洁、相关部件的灭菌消毒，检查设备是否处于正常状态，发现故障及时报修等；二级保养为医学工程部人员每月巡检，对设备的主体部分或主要部件进行检查，调整精度等，必要时更换易损件；三级保养为厂家工程师每3个月巡检一次。

（5）使用医疗设备前必须制定操作流程，使用时必须按操作规程操作，不熟悉设备性能和没有掌握操作规程者不得操作。

（6）对于使用中的仪器，每天用湿布擦拭灰尘及污渍；存放中的仪器，用罩布盖好，减少灰尘。导联线应盘圈放置，勿打折，勿扭曲。拔插导联线的角度应垂直。导联线连接至患者身体时应妥善固定。

（7）建立健全医疗设备技术档案（资产编码、计量检测、性能良好以及使用操作流程）和维护记录，每周专人负责清点急诊仪器设备数量、性能，并记录签字，出现故障及时报修并做好报修登记。夏季潮湿环境下应控制室内的温湿度。每周清洗呼吸机的开放过滤网，每月清洗封闭过滤网。

（8）掌握简单故障的判断方法。遇有主供电源不稳定的情况，应及时关闭主机，并立即通知检修。出现故障应及时记录故障现象、操作状态，及时维修。严禁设备带故障工作。操作人员在设备发生故障后应立即停机，切断电源，通知医学工程部工程技术人员到场维修，故障排除后方能继续使用，操作人员不得擅自拆卸或者检修设备。

（9）仪器使用完毕后，应检查、清点各种附件是否齐全，清洗干净后放回原处，开关按钮复位。对于需连续工作的设备，应做好交接班工作。

（10）严禁使用人员擅自改变设备结构或与其他设备共用软件资源等。任何有关设备硬件或软件的改变,必须经过充分论证并报医学工程部审核,经医院批准后方可进行。

(11)严禁使用人员擅自联系厂家工程师或其他院外人员进行设备维修工作,由此产生的后果由使用科室自负。

(12)科室主任和设备质量安全管理员对本科室设备应负全面责任,未经医学工程部及医院领导同意,任何人员不得自行移动、调换和外借设备。

(13)科室急救、生命支持类医学装备管理:急救、生命支持类医学装备主要包括呼吸机、多参数监护仪、除颤仪、微量泵、电动吸引器、简易呼吸器等。

1)需做到专人管理、定位放置,每日清点设备数量,检查设备状态并进行记录。

2)定期对设备表面和污染部件进行清洁、消毒,每周定时对电池进行充电,对除颤仪进行自检并记录。

3)当设备出现故障时,应立即停止使用,悬挂"设备故障"标志并通知设备科分管工程师进行维修处理。

4)对设备借入、借出、应急调配、故障送修、保养等情况,应进行记录。

5)加强使用人员操作应用培训,按照流程规范操作。

6)科室所存放的急救、生命支持类医学装备应时刻保持待用状态。

7)知晓应急流程,定期进行应急演练,有应急需求时积极配合应急领导小组安排。

四、手术麻醉仪器设备管理

1.入库管理

(1)设备到货后,由医院设备主管部门和手术室设备管理员共同进行清点,依据订货合同、装箱单对设备的技术性能,随机的技术资料、附件及配件等逐一验收,认真填写设备验收单,完成设备的安装调试过程。

(2)所有仪器设备应建立档案、设备编号,并挂上醒目的操作流程卡及使用登记簿。设备相关的附件、维修零配件存入配件库,相关技术资料存入设备档案,以方便日后使用和维护。

(3)建立设备处下的二级设备信息管理,包含设备的基本信息、启用日期、保修期、使用年限、售后服务电话、设备性能、定期检查维护及保养状况。

2.使用管理

(1)使用新进仪器设备前,对全科相关人员进行使用培训,使每位使用人员都能熟悉仪器的使用原理、操作方法,清洁、消毒的保养方法及简单故障的排除方法等。

（2）手术室设备应由专人负责管理，定位放置。日常的保养维护应"谁使用谁负责"，并做到"三查"，即准备使用前查，使用时查，使用后查。

（3）对专业性极强的设备，应定人管理、定员使用，并且附有严格的操作规程。操作人员必须经过培训后方可操作仪器。

（4）仪器使用后要记录使用日期、功能状态、使用医生，由巡回护士签名。不固定手术间的仪器应按标识推至仪器间或指定区域。

（5）对各专业因故闲置和利用不足的设备，根据手术需要的不同，重新组合、统一调配，提高仪器的使用率，延长使用寿命。

（6）手术室仪器设备不得外借，特殊情况须经医务处批准、护士长同意并办理借用手续。

3.维修保养

（1）对维修的仪器设备，悬挂待维修标识牌，要做好记录，有据可循，督促尽快完成。

（2）医疗器械设备的日常维护检查由设备管理员负责。

（3）由专职的维修工程人员按要求对手术室所有设备进行全面检修，提高设备的使用率和使用寿命。

（4）当遇到维修人员无法解决的问题时，应及时与相关销售单位或厂家工程人员联系，寻求技术支持，尽可能在最短时间解决问题，以保证设备的正常使用。

（5）维修保养人员及时反馈仪器设备使用中的注意事项。

4.报废管理

（1）医疗器械设备报废原则：医疗器械在功能上存在损坏，不能满足手术需要。

（2）设备管理员根据医疗仪器的实际状态填写报废申请，经护士长审核后报送设备处评估后决定。

（3）报废后的设备放于指定地点，悬挂待报废标识牌，由设备处在统一时间回收。于档案中做相关记录。

五、重症医学类仪器设备管理

1.设备配置要求

（1）ICU 应配备不间断电源系统，功率至少满足病房的照明和诊疗设备的应急需要，维持 1 小时以上。

（2）每床配置床旁监护系统，进行心电、血压、脉搏、血氧饱和度、有创血压监测等基本生命体征监护。每个 ICU 病区至少配置 1 台便携式监护仪，便于安全转运。

（3）每床配置 1 台常规呼吸机和简易呼吸器，每个 ICU 病区至少配置 1 台常规呼吸机以备用和 1 台便携式呼吸机以转运。

（4）每床均应配置输液泵、微量注射泵和肠内营养泵，其中，微量注射泵每床配置 4 套以上。

（5）ICU 病床必须配置足够的非接触式洗手设施和手部消毒装置，单间病床每床 1 套，开放式病床至少每 2 床 1 套。

（6）ICU 应配备心电图机、血气分析仪、除颤仪、血液净化仪、连续性血流动力学监测设备、心肺复苏抢救装备、超声诊断仪、临时起搏器、支气管镜及清洁消毒设备、物理排痰装置、电子升降温设备、颅内压监测、主动脉内球囊反搏（intra-aortic balloon pump，IABP）、体外膜肺氧（extra corporeal membrane oxygenation，ECMO）、重症康复设备等，根据需要配置种类及数量。

2.设备管理要求

（1）科室仪器实行三级管理：一级保养由病区护士负责，每日进行设备表面清洁除尘，检查有无异常情况；二级保养为医学工程部人员每月巡检，对设备的主体部分或主要部件进行检查，调整精度等，必要时更换易损件；三级保养为厂家工程师每 3 个月巡检一次。

（2）确保在用急救类、生命支持类医疗装备完好率为 100%；确保在用的计量器具 100% 有计量检测合格标志，100% 在有效期内。

（3）科室医学装备质量与安全管理小组每月组织活动，对科室仪器使用过程中的问题进行质量改进。

六、血液净化室设备管理

（1）血液净化设备应按照设备使用说明书，在设备规定的环境下（包括温度、湿度、电压、供水压力等）使用，并按照要求进行操作。

（2）血液净化设备的维护工作必须在人机分离的情况下进行，以确保患者安全。

（3）建议血液透析室（中心）配备备用透析机。若备用透析机停用 48 小时以上，使用前应进行一次完整的水路消毒。

（4）其余参照普通病房仪器设备管理。

七、静脉用药调配中心（pharmacy intravenous admixture service，PIVAS）仪器设备管理

（1）使用 PIVAS 仪器设备前需制定规章制度和操作规程，对全科人员进行培训，使每位员工熟练掌握仪器设备的使用原理、操作方法及注意事项，未经培训的人员不得使用。

（2）建立使用登记本，对开机、使用情况、出现问题进行详细记录。

（3）设专人管理，定期检查、清洁、消毒、保养，若发生故障，及时维修并记录。

（4）对于所有洁净区使用的设备，应保持整齐清洁，避免在不同洁净区域使用同一设备。

（5）洁净室管理：所有进入洁净室操作的工作人员必须严格遵守更衣程序，工作结束后对净化台和周围环境进行彻底清场。定期检查维护净化空气机组，初效过滤器应每个月清洁检查一次，2～4 个月更换一次；中效过滤器每 2 个月清洁检查一次，3～6 个月更换一次；如周围环境较差，应增加清洗更换频次。高效过滤器每年检查一次，使用 2～3 年应更换，更换后及时对洁净区进行空气检测，合格后方可投入使用。

（6）超净工作台管理（生物安全柜和水平层流台）

1）超净工作台应放置在远离人流、门、通风口及其他产生干扰气流的区域，最好全天运转，否则必须在开机半小时后使用。

2）使用超净工作台进行混合调配时必须按照静脉用药集中调配操作规范执行。

3）调配操作前先使用 75％酒精仔细擦拭操作台的顶部、两侧及台面，顺序为从上到下，从里到外，然后再进行静脉药物调配。

4）使用生物安全柜时，玻璃前窗不可高于安全警戒线，否则不能保证操作区有效负压。

5）使用水平层流工作台时，应避免任何物质喷洒或溅入滤网内的高效过滤器，造成潮湿、破损；应定期检查，必要时进行更换。

6）调配结束后对超净工作台进行彻底清场，并根据仪器使用情况做好记录。

7）对生物安全柜和水平层流台，每 3 个月做一次空气沉降菌检测和物体表面检测，每年由专业测试机构或厂家对各项参数进行测试，以保证运行质量，留存检测报告。

(7)医用冷藏冰箱管理:PIVAS 的冰箱仅限于存放需冷藏(2～10 ℃)的药品,不得存放其他物品。冰箱内放置温度计,由专人管理,每天监控冰箱温度并记录。每周清洁 1 次医用冰箱。

(8)下班前检查使用的仪器设备,对于连续使用的仪器设备,需做好交班。若发现设备、设施异常或存在隐患,应及时与维修部门联系,消除隐患,保证设备正常运转。

八、考核指标(见表 4-5-1)

表 4-5-1　仪器设备管理标准化考核指标

考核指标	目标值	计算公式	责任部门	考核频次
生命支持类设备完好率	100%	单位时间内检查符合要求件数/同一单位时间内检查的总件数×100%	护理部/病区	季度/月度
仪器设备完好率	≥95%	单位时间内检查符合要求件数/同一单位时间内检查的总件数×100%	护理部/病区	季度/月度

第五篇
护理岗位标准化

护理岗位是医院工作岗位的重要组成部分。本篇内容由护理岗位工作标准、护理岗位考核标准组成，包含护理部主任、护理部副主任、护士长等9个护理管理岗位，主班护士、责任护士等4个临床护理岗位，以及护理带教老师1个护理教学岗位的岗位标准化，对于规范医院护理岗位设置、护理岗位职责、护理岗位考核等具有重要意义。护理岗位的标准化旨在推动医院对护理岗位科学管理、按需设岗，保障患者安全和临床护理质量，提高管理效率。

第一章 护理部主任职责

一、标准化内容

(1)管理全院护理业务和护理行政工作,主持护理部日常工作。

(2)制订护理工作规划、计划并指导落实,定期总结,统筹安排全院护理工作。

(3)制定和修订全院护理规章制度、护理常规、职责流程、技术操作规范及护理质量标准。

(4)负责全院护理质量安全的管理工作,监督、检查制度和规范的落实,防范护理差错及事故的发生。

(5)制订全院护士的业务技术培训计划,定期组织考核。

(6)负责或协助相关部门做好护理人力资源管理,在突发事件、紧急情况下有效调配护理人力资源。

(7)掌握国内外护理发展动态,制订护理学科发展及护理人才培养计划,促进护理学科不断发展。

(8)组织领导全院护理科研及护理新技术的推行,积极组织申报课题及撰写论文。

二、考核指标(见表 5-1-1)

表 5-1-1　护理部主任职责标准化考核指标

考核指标	目标值	计算公式	责任部门	考核频次
全院护理工作计划完成率	≥95%	单位时间内全院护理工作计划完成项目数/同一时间内全院护理工作计划总项目数×100%	护理部	年度

考核指标	目标值	计算公式	责任部门	考核频次
护士离职率	<5%	护士离职人数/[（期初医疗机构执业护士总人数＋期末医疗机构执业护士总人数）/2]×100%	护理部	季度

第二章 护理部副主任(护理质量与安全)职责

一、标准化内容

(1)在护理部主任的领导下,负责全院护理质量及安全管理工作。

(2)制定和完善护理规章制度,定期修订医院护理质量检查标准及考核细则,确立年度护理质量敏感指标,制订年度质控计划。

(3)深入科室督导日常工作,监督护理规章制度的落实,减少护理不良事件,保证护理质量安全。

(4)根据年度质控计划对科室进行护理质量考核。

(5)定期组织召开护理质量与安全会议,对护理质量考核结果进行分析,制定整改措施,利用管理工具进行持续质量改进。

(6)定期组织护理质量安全、护理典型案例和持续质量改进项目的分享,不断提高护理专科内涵。

二、考核指标(见表 5-2-1)

表 5-2-1 护理部副主任(护理质量与安全)职责标准化考核指标

考核指标	目标值	计算公式	责任部门	考核频次
全院护理质量院级质控	≥1 次	—	护理部	季度
护理质量指标达标率	≥95%	单位时间内检查达标的护理质量指标数/同一时间内检查的护理质量指标总数×100%	护理部	季度

第三章 护理部副主任(护理培训、教学)职责

一、标准化内容

(1)在护理部主任的领导下,负责全院护理教学、培训、科研工作。

(2)负责实习护生、进修护士、专科护士等人员的日常管理,制订相应的教学计划并督导落实,对教学效果进行考核评价。

(3)制订新护士岗前培训、规范化培训计划及在职护士的分层次培训计划并督导落实。

(4)有计划地安排护理人员外出进修、参观、学术交流,做好备案。

(5)设计、安排在职护士的继续教育课程并组织落实。

(6)组织院内护理科研培训及护理新技术、新业务培训,组织各科室申报和开展护理新技术、新业务。

(7)定期组织全院护理查房和疑难病例讨论。

(8)定期组织全院护理人员理论、操作技能考试。

二、考核指标(见表 5-3-1)

表 5-3-1　护理部副主任(护理培训、教学)职责标准化考核指标

考核指标	目标值	计算公式	责任部门	考核频次
护理教学计划完成率	≥95%	单位时间内护理教学计划完成项目数/同一时间内护理教学计划总项目数×100%	护理部	年度
护理培训计划完成率	≥95%	单位时间内护理培训计划完成项目数/同一时间内护理培训计划总项目数×100%	护理部	年度

续表

考核指标	目标值	计算公式	责任部门	考核频次
护理人员理论及技术操作考核参与率	≥95%	参与理论及技术操作考核的护理人员人数/全院护理人员总人数×100%	护理部	年度
护理人员理论及技术操作考核合格率	100%	理论及技术操作考核合格的护理人员人数/参与理论及技术操作考核的护理人员总人数×100%	护理部	年度

第四章　护理部行政干事职责

一、标准化内容

（1）在护理部主任的领导下进行工作，协助管理护理部行政事务。

（2）协助起草与拟定护理部工作计划、总结、报告、方案、宣传、报道等文书。

（3）负责护理部会议及事宜的通知、会议的记录、会议记录的整理及归档工作。

（4）协助进行护理人力资源管理，按时完成护士注册等工作。

（5）协助接待参观、来访，处理来电、来信。

（6）负责护理部物资资产的管理。

（7）完成护理部主任交办的各项日常工作。

第五章　护理部质控干事职责

一、标准化内容

（1）在护理部主任的领导下进行工作，协助管理护理质量与安全。

（2）协助拟定和完善护理工作制度、岗位职责、工作流程、应急预案以及护理常规和技术操作规范等。

（3）协助督导各护理单元的护理工作，负责组织、安排护理部各项护理质量检查，及时、准确反馈检查信息，进行持续质量改进。

（4）协助开展护理人员质量与安全培训及警示教育，提高全员质量管理意识和业务水平。

（5）负责护理不良事件的核查与跟踪管理，收集、整理护理不良事件信息并及时汇报，协助组织专家进行讨论分析并做好记录。

（6）协助组织全院护理质量与安全会议，做好相关资料的收集、整理、统计及管理工作。

（7）及时上传下达，正确贯彻护理部的决策并做好督促与反馈工作。

（8）完成护理部主任交办的各项日常工作。

第六章 护理部教学干事职责

一、标准化内容

(1)在护理部主任的领导下进行工作,协助管理护理教学培训工作。

(2)协助制订护理部教学培训计划和各项管理制度,定期检查落实情况。

(3)协助完成护理教学培训与管理工作,组织安排实习护士、进修护士和新护士集中培训和考核。

(4)协助完成在职护士的分层次培训考核、继续教育与进修培训。

(5)具体安排各类培训讲座,协助完成护理新业务、新技术及科研课题的申报和审查工作。

(6)及时上传下达,正确贯彻护理部的决策,并做好督促与反馈。

(7)完成护理部主任交办的各项日常工作。

第七章　大科护士长(总护士长)职责

一、标准化内容

(1)在护理部主任的领导下工作,负责所管理片区的护理工作。

(2)根据护理部工作计划制订片区护理工作计划并组织实施。

(3)管理本片区护理质量和安全,督促并检查护理核心制度、护理常规和各项护理措施的落实。检查、指导疑难、急危重症患者的护理工作,提出改进措施。

(4)督导与管理本片区在职护士、实习护士、进修护士的临床护理教学与培训。定期组织片区内业务技术培训、考试考核和继续教育工作,督促各病房开展护理科研。

(5)定期召开护士长会议,传达部署各项工作并督导跟进。

(6)随时听取和收集患者对护理工作的意见和建议,及时改进工作中存在的问题,必要时向护理部汇报。

(7)合理调配和使用本片区护理人力资源,做好人才培养和职业道德教育。

(8)加强与各部门的沟通联系及协调配合。

二、考核指标(见表 5-7-1)

表 5-7-1　大科护士长(总护士长)职责标准化考核指标

考核指标	目标值	计算公式	责任部门	考核频次
片区护理工作计划完成率	≥90%	单位时间内片区护理工作计划完成项目数/同一时间内片区护理工作计划总项目数×100%	护理部	年度
全院护理质量科级质控	≥1次	—	护理部	月度

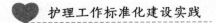

考核指标	目标值	计算公式	责任部门	考核频次
大科护士长(总护士长)年度考评	合格	—	护理部	年度

第八章　护士长职责

一、标准化内容

（1）在护理部主任、大科护士长的领导及科主任的业务指导下，负责本科室行政管理和护理工作。

（2）制订本科室的护理工作计划并组织实施。

（3）科学评估本专业的发展，了解国内外学术前沿动态，积极参与国内外学术交流，带领护理团队做好学科建设和发展。

（4）负责本科室管理工作：管理病房环境；督促、检查护理人员做好病房的清洁卫生、消毒隔离工作；管理患者和陪护人员；管理各类仪器、设备、药品。

（5）负责安排本科室护理工作，检查护理工作落实情况，进行科室护理质量的持续改进，保证护理质量和安全。

（6）随同科主任和主治医师查房，参与科内会诊、疑难或死亡病例讨论。

（7）制订科室护理人才培养计划，根据专业特点进行护理人才培养。负责轮转护士、新护士、实习护生、进修护士、专科护士的培训、带教安排，定期检查培训、带教工作质量。

（8）合理使用病区护理人力资源，对科室护士进行合理分工和科学考评；根据护理工作情况动态调整人力资源，随时应对突发情况。

（9）每月组织全科护士会议，讨论解决科室存在的问题，上传下达医院、护理部等会议精神要求并落实。定期召开护患沟通会，进行持续质量改进。

（10）副护士长协助护士长负责相应的工作。

二、考核指标(见表 5-8-1)

表 5-8-1 护士长职责标准化考核指标

考核指标	目标值	计算公式	责任部门	考核频次
病区护理工作计划完成率	≥95%	单位时间内病区护理工作计划完成项目数/同一时间内病区护理工作计划总项目数×100%	护理部	年度
危重患者护理合格率	≥95%	单位时间内检查符合要求项目数或分数/同一时间内检查的总项目数或分数×100%	护理部	年度
组织科务会	≥10 次	—	护理部	年度
科室持续质量改进项目	≥1 项	—	护理部	年度
住院/门诊患者满意度	逐步提高	调查问卷总得分/(调查问卷总分×份数)×100%	护理部	季度
护士长年度考评	合格	—	护理部	年度

第九章　夜查房护士长职责

一、标准化内容

（1）在护理部主任领导下，负责全院夜间护理工作的检查落实。

（2）深入各病房了解夜间护理工作情况，解决护理工作中的疑难问题，遇重大抢救时给予现场指导，必要时及时启动应急预案。

（3）根据护理部检查要求，检查护士劳动纪律、工作完成情况等。

（4）将护理夜查房情况反馈给主管科护士长、护理部。

二、考核指标（见表 5-9-1）

表 5-9-1　夜查房护士长职责标准化考核指标

考核指标	目标值	计算公式	责任部门	考核频次
夜查房覆盖率	100%	接受夜查房的病区数量/医院内病区总数量×100%	护理部	月度

第十章　主班护士职责

一、标准化内容

（1）接待入院、转入患者，安排妥当，为患者正确佩戴腕带。

（2）正确核对、处理医嘱，及时传达责任护士执行。

（3）负责整理医疗护理文书，文书保管妥当、有序。

（4）整理出院患者病历、检查计价，通知患者及家属结账、办理手续。

（5）负责护士站及生活区的环境管理。

（6）管理病区床位，负责申领、接收物品，协调联系相关部门。

（7）协助护士长负责病区管理，遇有特殊情况及时上报，保证病区护理工作有序进行。

二、考核指标（见表 5-10-1）

表 5-10-1　主班护士职责标准化考核指标

考核指标	目标值	计算公式	责任部门	考核频次
医嘱审核处理正确率	100%	单位时间内检查符合要求处理医嘱数/同一时间内检查处理医嘱总数×100%	护理部/病区	季度/月度
住院费用审核正确率	100%	单位时间内检查符合要求审核费用数/同一时间内检查审核费用总数×100%	护理部/病区	季度/月度
住院患者腕带佩戴率	100%	单位时间内检查佩戴腕带患者数/同一时间内检查患者总数×100%	护理部/病区	季度/月度

第十一章　责任护士工作职责

一、标准化内容

(1)全面履行护理职责,以患者为中心,落实责任制整体护理,及时发现和解决患者的护理问题。

(2)整理分管患者床单位及个人卫生,落实陪人管理规定,保持病房清洁、整齐、安静、舒适。

(3)参加科室晨会交班,严格床旁交接班,掌握分管患者基本情况,做好护理计划。

(4)热情接待入院、转入患者,当班完成入院、转科评估及护理记录。

(5)规范进行风险评估,明确高危警示标识,落实预防措施,及时上报不良事件。

(6)及时、准确执行各项治疗、护理措施,完成各项护理文书,做好患者的健康教育。

(7)根据分级护理要求,主动巡视病房,及时发现患者病情及心理变化并给予处理。

(8)参加医生及护士长对分管患者的查房和病例讨论,熟练掌握患者病情,完善护理措施,保证护理质量与安全。

(9)患者出院、转科时,及时完成护理文书的书写、健康教育及终末消毒,并做好延续护理。

(10)承担临床教学和培训任务,参与护理科研,主动学习并掌握新的理论知识及操作技能。

二、考核指标(见表 5-11-1)

表 5-11-1　责任护士工作职责标准化考核指标

考核指标	目标值	计算公式	责任部门	考核频次
查对流程落实率	100%	单位时间内检查符合要求项目数/同一单位时间内检查的总项目数×100%	护理部/病区	季度/月度
重点环节交接正确率	≥95%	单位时间内检查符合要求项目数/同一单位时间内检查的总项目数×100%	护理部/病区	季度/月度
住院患者静脉输液规范使用率	≥95%	单位时间内检查符合要求项目数/同一单位时间内检查的总项目数×100%	护理部/病区	季度/月度
高危患者预防措施落实率	≥95%	单位时间内检查符合要求项目数/同一单位时间内检查的总项目数×101%	护理部/病区	季度/月度
危重患者护理质量合格率	≥95%	单位时间内检查符合要求项目数/同一单位时间内检查的总项目数×101%	护理部/病区	季度/月度
分级护理质量合格率	≥95%	单位时间内检查符合要求项目数/同一单位时间内检查的总项目数×101%	护理部/病区	季度/月度
护理文书书写合格率	≥95%	单位时间内检查符合要求项目数或分数/同一时间内检查的总项目数或分数×100%	护理部/病区	季度/月度
住院患者满意度	逐步提高	调查问卷总得分/(调查问卷总分×份数)×100%	护理部/病区	季度/月度

第十二章　小夜班护士工作职责

一、标准化内容

(1)严格交接班,做到患者病情、治疗、特殊检查等交接清楚并记录。

(2)做好病区管理,保证病房清洁、整齐、安静、舒适。

(3)接待新入院患者,并落实治疗、护理措施,做好入院宣教、健康指导及心理护理。

(4)正确核对、处理医嘱,落实各项治疗和护理措施,严格观察患者病情及睡眠情况,及时、正确处理患者病情变化,及时、准确书写各项护理文书。

二、考核指标(见表 5-12-1)

表 5-12-1　小夜班护士工作职责标准化考核指标

考核指标	目标值	计算公式	责任部门	考核频次
查对流程落实率	100%	单位时间内检查符合要求项目数/同一单位时间内检查的总项目数×100%	护理部/病区	季度/月度
重点环节交接正确率	≥95%	单位时间内检查符合要求项目数/同一单位时间内检查的总项目数×100%	护理部/病区	季度/月度
住院患者静脉输液规范使用率	≥95%	单位时间内检查符合要求项目数/同一单位时间内检查的总项目数×100%	护理部/病区	季度/月度
高危患者预防措施落实率	≥95%	单位时间内检查符合要求项目数/同一单位时间内检查的总项目数×101%	护理部/病区	季度/月度

续表

考核指标	目标值	计算公式	责任部门	考核频次
危重患者护理质量合格率	≥95%	单位时间内检查符合要求项目数/同一单位时间内检查的总项目数×101%	护理部/病区	季度/月度
分级护理质量合格率	≥95%	单位时间内检查符合要求项目数/同一单位时间内检查的总项目数×101%	护理部/病区	季度/月度
护理文书书写合格率	≥95%	单位时间内检查符合要求项目数或分数/同一时间内检查的总项目数或分数×100%	护理部/病区	季度/月度
住院患者满意度	逐步提高	调查问卷总得分/(调查问卷总分×份数)×100%	护理部/病区	季度/月度
医嘱审核处理正确率	100%	单位时间内检查符合要求处理医嘱数/同一时间内检查处理医嘱总数×100%	护理部/病区	季度/月度
住院费用审核正确率	100%	单位时间内检查符合要求审核费用数/同一时间内检查审核费用总数×100%	护理部/病区	季度/月度

第十三章 大夜班护士工作职责

一、标准化内容

(1)严格交接班,做到患者病情、治疗、特殊检查等交接清楚并记录。

(2)做好病区管理,保证病房清洁、整齐、安静、舒适。

(3)接待新入院患者,并落实治疗、护理措施,做好入院宣教、健康指导及心理护理。

(4)观察患者病情及睡眠情况,及时、正确处理患者病情变化,及时、准确书写各项护理文书。

(5)完成晨间各项标本的采集留取,做好特殊检查及术前准备工作。

(6)书写交班报告,按时参加晨会交班、床头交班。

二、考核指标(见表 5-13-1)

表 5-13-1 大夜班护士工作职责标准化考核指标

考核指标	目标值	计算公式	责任部门	考核频次
查对流程落实率	100%	单位时间内检查符合要求项目数/同一单位时间内检查的总项目数×100%	护理部/病区	季度/月度
重点环节交接正确率	≥95%	单位时间内检查符合要求项目数/同一单位时间内检查的总项目数×100%	护理部/病区	季度/月度
住院患者静脉输液规范使用率	≥95%	单位时间内检查符合要求项目数/同一单位时间内检查的总项目数×100%	护理部/病区	季度/月度

考核指标	目标值	计算公式	责任部门	考核频次
高危患者预防措施落实率	≥95%	单位时间内检查符合要求项目数/同一单位时间内检查的总项目数×101%	护理部/病区	季度/月度
危重患者护理质量合格率	≥95%	单位时间内检查符合要求项目数/同一单位时间内检查的总项目数×101%	护理部/病区	季度/月度
分级护理质量合格率	≥95%	单位时间内检查符合要求项目数/同一单位时间内检查的总项目数×101%	护理部/病区	季度/月度
护理文书书写合格率	≥95%	单位时间内检查符合要求项目数或分数/同一时间内检查的总项目数或分数×100%	护理部/病区	季度/月度
住院患者满意度	逐步提高	调查问卷总得分/(调查问卷总分×份数)×100%	护理部/病区	季度/月度
医嘱审核处理正确率	100%	单位时间内检查符合要求处理医嘱数/同一时间内检查处理医嘱总数×100%	护理部/病区	季度/月度
住院费用审核正确率	100%	单位时间内检查符合要求审核费用数/同一时间内检查审核费用总数×100%	护理部/病区	季度/月度

第十四章　护理带教老师工作职责

一、标准化内容

（1）在护理部和护士长的领导下，负责病房临床护理培训与教学工作的管理和实施。

（2）按照护理部培训计划，协助护士长制订本病区护士分层培训计划，完成护士分层培训与考核，协助护士长完成本病区护士继续教育工作。

（3）按照教学大纲要求，制订实习护生和进修护士的教学计划，加强与实习护生和护理进修人员的沟通，征求教学意见与建议，对教学工作进行持续质量改进。

（4）积极进行教学改革，不断创新教学方法，主动参加各层面组织的教学会议、培养性讲课，提高授课水平。

（5）定期总结教学工作，与病区护士长及护理部沟通反馈，提升教学质量。

二、考核指标（见表5-14-1）

表 5-14-1　护理带教老师工作职责标准化考核指标

考核指标	目标值	责任部门	考核频次
病区教学反馈会	≥1 次	护理部/病区	月度
临床护理教学满意度	≥95％	护理部/病区	月度
带教老师理论考试	≥90 分	护理部/病区	年度
带教老师操作考试	≥90 分	护理部/病区	年度
授课/说课考核	≥90 分	护理部/病区	年度
护理部教学反馈会	≥2 次	护理部	年度

参考文献

[1]李晓寒,尚少梅.基础护理学[M].6 版.北京:人民卫生出版社,2017.

[2]李国宏.60 项护理技术操作流程(修订版)[M].南京:东南大学出版社,2015.

[3]郭航远,马长生.CCU 手册[M].杭州:浙江大学出版社,2008.

[4]李国永,徐淑娟.三级医院评审标准(2020 年版)山东省实施细则[M].济南:山东科学技术出版社,2021.

[5]中华人民共和国卫生部.临床护理实践指南[M].北京:人民军医出版社,2011.

[6]李乐之,路潜.外科护理学[M].6 版.北京:人民卫生出版社,2017.

[7]王春英,房君,陈瑜,等.实用重症护理技术操作规范与图解[M].杭州:浙江大学出版社,2017.

[8]王彩云,蔡卫新.神经外科护理学[M].北京:人民卫生出版社,2019.

[9]郭锦丽,高小雁,胡靖.骨科临床护理思维与实践[M].2 版.北京:人民卫生出版社,2020.

[10]陈秀云,于梅.骨科护士专科技能操作与考评[M].北京:科学出版社,2016.

[11]马玉芬.北京协和医院基本外科护理工作指南[M].北京:人民卫生出版社,2015.

[12]常艳群,王红艺.山东省病历书写与管理基本规范:2020 年版[M].济南:山东科学技术出版社,2020.

[13]李小妹,冯先琼.护理学导论[M].4 版.北京:人民卫生出版社,2017.

[14]美国医疗机构评审国际联合委员会.美国医疗机构评审国际联合委员会医院评审标准[M].5 版.北京:中国协和医科大学出版社,2017.

[15]国家卫生健康委员会医政医管局.医疗质量安全核心制度要点释义[M].

北京:中国人口出版社,2018.

[16]许翠萍.人文护理——礼仪与规范[M].北京:人民卫生出版社,2017.

[17]史冬雪.北京协和医院急诊科护理工作指南[M].北京:人民卫生出版社,2016.

[18]李秀华,吴欣娟.手术室护理实践指南[M].北京:人民卫生出版社,2021.

[19]杨美玲.手术室优质护理指南[M].南京:东南大学出版社,2014.

[20]刘保江,晁储璋.麻醉护理学[M].北京:人民卫生出版社,2013.

[21]张可贤,杨青.麻醉专科护士临床工作手册[M].北京:人民卫生出版社,2021.

[22]马涛洪,韩文军.麻醉护理工作手册[M].北京:人民卫生出版社,2017.

[23]黄浩,方玲.医院消毒供应中心管理手册[M].北京:科学出版社,2018.

[24]黄浩,周晓丽.医院消毒供应中心管理指南[M].北京:北京研究出版社,2019.

[25]黄浩,李卡,秦年.消毒供应中心护理手册[M].2版.北京:科学出版社,2015.

[26]于凤玲,危小军.消毒供应中心质量管理实务[M].南昌:江西高校出版社,2014.

[27]张青,钱黎明.消毒供应中心管理及技术指南[M].北京:人民卫生出版社,2021.

[28]任伍爱,冯秀兰.消毒供应中心管理与技术指南[M].北京:人民卫生出版社,2021.

[29]李慧铭.现代医院消毒供应中心工作规范指南[M].乌鲁木齐:新疆人民卫生出版社,2015.

[30]沙丽艳,冯永莉.消毒供应中心管理规范与操作常规[M].北京:中国协和医科大学出版社,2018.

[31]王荣福,安锐.核医学[M].9版.北京:人民卫生出版社,2018.

[32]中华护理学会手术室护理专业委员会.手术室护理实践指南[M].北京:人民卫生出版社,2021.

[33]刘春英,王悦.手术室护理质量管理[M].北京:中国科技医药出版社,2018.

[34]陈香美.血液净化标准操作规程(2021版)[M].北京:人民卫生出版

社，2021.

[35]刘新春，米文杰.静脉药物配置中心临床服务与疑难精解[M].北京：人民卫生出版社，2009.

[36]中华人民共和国卫生部.静脉用药集中调配质量管理规范[M].北京：人民卫生出版社，2010.

[37]李书章，袁安升.医院标准化管理手册 护理岗位[M].北京：人民军医出版社，2015.

[38]卢秀英，王国蓉.手术室评审实用手册[M].北京：人民卫生出版社，2020.

[39]郭莉.手术室护理实践指南[M].北京：人民卫生出版社，2022.

[40]陈孝平，汪建平，赵继宗.外科学[M]9 版.北京：人民卫生出版社，2018.

[41]巩玉秀，冯秀兰，任伍爱.医院消毒供应中心岗位培训教程[M].北京：中国质量标准出版传媒有限公司、中国标准出版社，2022.

[42]中华预防医学会医院感染控制分会.临床微生物标本采集和送检指南[J].中华医院感染学杂志，2018,28(20):9.

[43]李飞，彭森，李显蓉.翻身间隔时间在压疮护理中的研究进展[J].护理研究，2018,32(14):2166-2168.

[44]孙超，王蕾，王霞，等.人工叩背排痰法临床应用效果的 Meta 分析[J].中华现代护理杂志，2018,24(18):2141-2146.

[45]彭飞.导尿管相关尿路感染防控最佳实践——《导管相关感染防控最佳护理实践专家共识》系列解读之一[J].上海护理，2019,19(6):1-4.

[46]杨春芳，杨彦芬，张丽，等.多中心成人短期留置导尿管日常维护的循证护理实践[J].大理大学学报，2020,5(10):88-92.

[47]刘思佩，杨小燕，蔡艺辉.留置导尿管导致泌尿系统感染的影响因素观察[J].中国卫生标准管理，2022,13(6):160-162.

[48]庞献红.永久性膀胱造瘘术后病人的护理[J].护理研究，2015,29(11):4222-4223.

[49]中华医学会外科学分会.加速康复外科中国专家共识及路径管理指南[J].中华实用外科杂志，2018,38(1):1-20.

[50]刘伟敏，耿红超，孟克飞.T 型管引流 185 例护理体会[J].中国实用医刊，2011,38(8):115-116.

[51]魏莹莹，徐银铃，周金阳，等.成人胸腔闭式引流护理最佳证据总结及临

床应用[J].护理研究,2021,35(12):2190-2194.

[52]中华医学会烧伤外科学分会,《中华烧伤杂志》编辑委员会.负压封闭引流技术在烧伤外科应用的全国专家共识(2017版)[J].中华烧伤杂志,2017,33(3):129-135.

[53]中国医师协会创伤外科医师分会.负压封闭引流技术腹部应用指南[J].中华创伤杂志,2019,35(4):289-302.

[54]严玉娇,王虹,丁娟,等.危重症患者气道管理的研究进展[J].护理实践与研究,2021,18(15):2252-2255.

[55]陶毅,王凯飞,解立新.人工气道管理研究进展[J].国际呼吸杂志,2021,41(15):1121-1125.

[56]中华医学会重症医学分会.中国重症患者转运指南(2010)[J].中国危重病急救医学,2010,22(6):328-330.

[57]付小霞,李渴望,冯卯红,等."成人危重病人转运指南(2019版)"的评价与解读[J].护理研究,2021,35(11):1886-1891.

[58]急诊危重症患者院内转运共识专家组.急诊危重症患者院内转运共识——标准化分级转运方案[J].中国急救医学,2017,37(6):481-485.

[59]李长宁,李英华,卢永.健康促进与教育事业发展70年巡礼[J].中国健康教育,2019,35(9):771-774.

[60]李本燕,白露露,吴楷雯,等.我国居民健康素养提升的难点与对策探析[J].健康教育与健康促进,2021,16(1):53-57.

[61]陈辉.浅谈居民健康教育对居民健康生活方式的促进作用[J].中国卫生产业,2020,17(19):196-198.

[62]国家卫生健康委.关于发布《护理分级标准》等2项推荐性卫生行业标准的通告[EB/OL].(2023-08-29)[2024-04-20].http://www.nhc.gov.cn/fzs/s7852d/202309/5a9febf13a91445a9b729900440951bc.shtml.

[63]中国健康促进基金会血栓与血管专项基金专家委员会,中华医学会呼吸病学分会肺栓塞与肺血管病学组,中国医师协会呼吸意识分会肺栓塞与肺血管病工作委员会.医院内静脉血栓栓塞症放置与管理建议[J].中华医学杂志,2018,98(18):1383-1388.

[64]李海燕,植艳茹,王金萍,等.基于循证的静脉血栓栓塞症护理预防方案的构建[J].解放军护理杂志,2020,37(9):39-43.

[65]国际血管联盟中国分部护理专业委员会.住院患者静脉血栓栓塞症预

防护理与管理专家共识[J].解放军护理杂志,2021,38(6):17-21.

[66]于书慧,王为,车新艳,等.泌尿外科患者短期留置导尿管的循证护理研究[J].护理学杂志,2020,35(17):93-97.

[67]许宾.不同留置导尿管外固定方法对神经内科男性患者短期留置导尿的影响[J].中国现代药物应用,2022,16(4):47-49.

[68]王文丽,朱政,彭德珍,等.长期留置导尿管患者导管相关性尿路感染预防护理的最佳证据总结[J].护士进修杂志,2019,34(16):1473-1477.

[69]万国英,朱心燊,欧恬.膀胱功能训练在永久性膀胱造瘘病人护理中的应用[J].护理研究,2018,32(7):1119-1120.

[70]国家卫生健康委办公厅医政医管局.血管导管相关感染预防与控制指南(2021版)[J].中国感染控制杂志,2021,20(04):387-388.

[71]孙红,陈利芬,郭彩霞,等.临床静脉导管维护操作专家共识[J].中华护理杂志,2019,54(9):1334-1342.

[72]中国成人医院获得性肺炎与呼吸机相关性肺炎诊断和治疗指南(2018)[J].中华结核和呼吸杂志,2018,41(4):255-280.

[73]杨洁,居馨星,刘晓芯.基于快速康复外科的早期下床活动在肺癌术后患者中的应用进展[J].中国实用护理杂志,2021,37(35):2791-2796.

[74]向娜,马玉芬,李杨.快速康复外科理念下全膝关节置换患者术后早期下床活动的研究进展[J].中国护理管理,2017,17(9):1268-1273.

[75]杨燕飞,赵春艳.结直肠癌患者术后早期安全下床活动评估指标体系的构建[J].临床与病理杂志,2022,42(2):369-375.

[76]卫生部关于印发《急诊科建设与管理指南(试行)》的通知[J].中华人民共和国卫生部公报,2009(7):30-34.

[77]李玉乐,李凡,周文华,等.急诊分诊护士资质准入标准的构建研究[J].护理管理杂志,2019,19(5):378-380.

[78]医疗机构环境表面清洁与消毒管理规范(WS/T512—2016)[J].中国感染控制杂志,2017,16(4):388-392.

[79]郭曲练,程智刚,胡浩.麻醉后监测治疗专家共识[J].临床麻醉学杂志,2021,37(1):89-94.

[80]国家消化内镜专业质控中心,中国医师协会内镜医师分会,中华医学会消化内镜学分会.中国消化内镜诊疗中心安全运行指南(2021)[J].中华消化内镜杂志,2021,38(6):421-425.

[81]国家消化内镜质控中心,国家麻醉质控中心.中国消化内镜诊疗镇静/麻醉操作技术规范[J].中华消化内镜杂志,2018,35(12):946-949.

[82]软式内镜清洗消毒技术规范 WS 507—2016[J].中国感染控制杂志,2017,16(6):587-592.

[83]中华医学会消化内镜学分会.中国消化内镜中心安全运行专家共识意见[J].中华消化内镜杂志,2016,33(8):505-511.

[84]中国医师协会新生儿科医师分会.中国新生儿病房分级建设与管理指南(建议案)[J].发育医学电子杂志,2015,3(4):193-202.

[85]中华人民共和国国家卫生和计划生育委员会.医疗机构新生儿安全管理制度(试行)[J].发育医学电子杂志,2016,4(4):195.

[86]中国医师协会儿童重症医师分会,中华医学会儿科学分会急救学组,中华医学会急诊医学分会儿科学组.中国儿童重症监护病房分级建设与管理的建议[J].中华儿科杂志,2016,54(1):17-22.

[87]国家卫生和计划生育委员会.危重新生儿救治中心建设与管理指南[J].发育医学电子杂志,2018,6(1):7-14.

[88]病区医院感染管理规范(WS/T510—2016)[J].中国感染控制杂志,2017,16(3):289-292.

[89]姚希,巩玉秀,张宇,等.《医疗机构消毒技术规范》(WS/T 367—2012)实施情况调查[J].中国感染控制杂志,2020,19(8):728-732.

[90]中国抗癌协会肿瘤临床药学专业委员会,医疗机构麻醉药品和第一类精神药品信息化管理专家共识编写组.医疗机构麻醉药品和第一类精神药品信息化管理专家共识[J].医药导报,2022,41(1):1-7.

[91]上海市医疗机构急诊科建设与管理指南(试行)[J].中华急诊医学杂志,2018,27(2)133-136.

[92]中华护理学会.成人有创机械通气气道内吸引技术操作(T/CNAS 10—2020)[S/OL].(2021-02-01)[2024-04-30].http://hltb.kxj.org.cn/index/tuanti/news.html? team_standard_news_id=13.

[93]中华人民共和国卫生部.医院急诊科规范化流程(WS/T 390—2012)[S/OL].(2012-09-14)[2024-03-10].http://www.nhc.gov.cn/zwgkzt/s9494/201209/8f98dd2512904999801cde5ecdc64438.shtml.

[94]中华人民共和国卫生部.关于印发《临床输血技术规范》的通知[EB/OL].(2001-11-08)[2024-04-30].http://www.nhc.gov.cn/wjw/gfxwj/200111/

2c93606209ec4a25ad9241787f9f7404.shtml.

[95]中华人民共和国国家卫生健康委员会.核医学放射防护要求:GBZ 120—2020[S].北京:中国标准出版社,2020.

[96]生态环境部.核医学辐射防护与安全要求:HJ 1188-2021[S/OL]. (2021-11-1)[2024-03-10]. https：//www. mee. gov. cn/ywgz/fgbz/bz/bzwb/hxxhj/xgbz/202109/t20210922_952244.shtml.

[97]中华人民共和国国家卫生和计划生育委员会.职业性外照射个人检测规范:GBZ 128—2019[S].北京:中国标准出版社,2019.

[98]国家卫生计生委.关于发布《医院消毒供应中心 第1部分:管理规范》等10项卫生行业标准的通告[EB/OL]. (2016-12-27)[2024-04-03]. http：//www.nhc.gov.cn/fzs/s7852d/201701/b11cdd47e5624d698f0d1f3e25e0c9b8.shtml.

[99]中共中央 国务院印发《"健康中国2030"规划纲要》[EB/OL].(2016-10-25)[2024-03-10].http：//www.gov.cn/xinwen/2016-10/25/content_5124174.htm.

[100]卫生部关于加强医院临床护理工作的通知[EB/OL]. (2010-01-26)[2024-03-28].http：//www.nhc.gov.cn/bgt/s10697/201001/1169dd6bef7e4d269615a5cfb2ec53fe.shtml.

[101]卫生部办公厅关于印发《2010年"优质护理服务示范工程"活动方案》的通知[EB/OL]. (2010-01-26)[2024-03-28]. http：//www. nhc. gov. cn/bgt/s10697/201001/ea96e145713041e9ba67bf239e1a6c64.shtml.

[102]卫生部关于印发《病历书写基本规范》的通知[EB/OL].(2010-02-04)[2024-04-28].http：//www.nhc.gov.cn/yzygj/s3585u/201002/0517a82e35224ee0912a5d855a9d249f.shtml.

[103]国卫办基层.国家卫生健康委员会关于加强基层医疗卫生机构绩效考核的指导意见(试行)[EB/OL]. (2020-08-13)[2024-04-28]. http：//www.nhc.gov.cn/jws/s7882/202008/0ad3357cf1c747e0af8e5e145698d571.shtml.

[104]国家卫生健康委员会.关于印发医疗质量安全核心制度要点的通知[EB/OL]. (2018-04-21)[2024-04-28]. http：//www.nhc.gov.cn/yzygj/s3585/201804/aeafaa4fab304bdd88a651dab5a4553d.shtml.

[105]国家卫生和计划生育委员会.医疗质量管理办法[EB/OL].(2016-11-01)[2024-04-28].http：//www.nhc.gov.cn/wjw/c100022/202201/922894b1072d4a8a91249407fea2471e.shtml.

[106]中华人民共和国国务院.医疗纠纷预防和处理条例[EB/OL].(2018-10-1)

［2024-04-28］. https：//www. gov. cn/zhengce/content/2018-08/31/content＿5318057.htm.

［107］中华护理学会.中华护理学会关于发布《成人癌性疼痛护理》等9项目护理团体标准的公告［EB/OL］.（2020-01-03）［2024-04-15］. http：//www. zhhlxh.org.cn/cnaWebcn/article/2130.

［108］国家卫生健康医政医管局.麻醉科医疗服务能力建设指南（试行）［EB/OL］.（2016-12-27）［2024-04-30］.http：//www.nhc. gov.cn/yzygj/s3594q/201912/7b8bee1f538e459081c5b3d4d9b8ce1a.shtml.

［109］国家卫生健康委员会.卫生部办公厅关于印发《重症医学科建设与管理指南（试行）》的通知［EB/OL］.（2009-2-26）［2024-04-23］. http：//www. nhc. gov.cn/yzygj/s3577/200902/349983b6ac9844a7a4b2f1ebc75e45fc.shtml.

［110］国家卫生健康委员会.静脉用药调配中心建设与管理指南［EB/OL］.（2021-12-10）［2024-04-28］.https：//www.gov.cn/zhengce/zhengceku/2021-12/21/content_5663666.htm.

［111］山东省卫生健康委员会.山东省急诊科建设与管理指南（试行）.（2022.9.21）［2023-9-29］.

［112］中华医学会高压氧学分会.医用高压氧舱安全管理与应用规范,2018.

［113］KOTTNER J,CUDDIGAN J,CARVILLE K,et al.Prevention and treatment of pressure ulcers/injuries：The protocol for the second update of the international Clinical Practice Guideline 2019［J］.Journal of Tissue Viability,2019,28(2):51-58.

［114］KEARON C,AKLE A,ORNELAS J,et al.Anithrombotic therapy for VTE disease[J].Chest,2016,149(2):315-352.